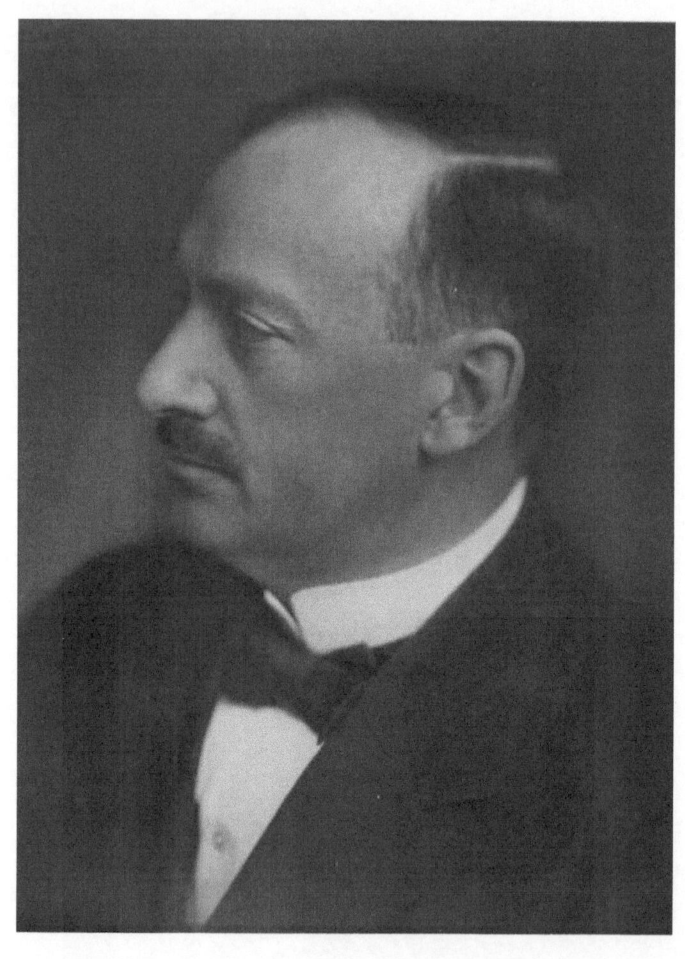

DIE TUBERKULOSE UND IHRE GRENZGEBIETE
IN EINZELDARSTELLUNGEN
BEIHEFTE ZU DEN BEITRÄGEN ZUR KLINIK DER TUBERKULOSE UND
SPEZIFISCHEN TUBERKULOSEFORSCHUNG
HERAUSGEGEBEN VON
L. BRAUER-HAMBURG UND H. ULRICI-SOMMERFELD
BAND 7

THORAKOSKOPIE UND THORAKOKAUSTIK

VON

DR. K. DIEHL
DIRIGIERENDER ARZT DES TUBERKULOSE-
KRANKENHAUSES WALDHAUS CHARLOTTENBURG
SOMMERFELD (OSTHAVELLAND)

UND

DR. W. KREMER
OBERARZT
AN DER HEILSTÄTTE BEELITZ
BEELITZ-HEILSTÄTTEN (MARK)

MIT EINEM BILDNIS
UND 53 ZUM TEIL FARBIGEN ABBILDUNGEN

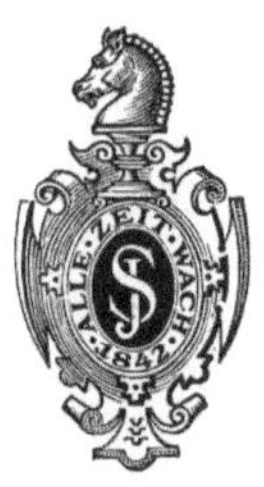

SPRINGER-VERLAG BERLIN HEIDELBERG GMBH

ISBN 978-3-662-01729-6 ISBN 978-3-662-02024-1 (eBook)
DOI 10.1007/978-3-662-02024-1

URSPRUNGLICH ERSCHIENEN BEI JULIUS SPRINGER IN BERLIN 1929
SOFTCOVER REPRINT OF THE HARDCOVER 1ST EDITION 1929

Vorwort.

Die vorliegende Abhandlung ist das Ergebnis einer sich über 12 Jahre erstreckenden Erfahrung. Von ULRICI und GRASS wurde im Jahre 1917, unseres Wissens zum ersten Male in Deutschland, das von JACOBAEUS empfohlene Operationsverfahren zur Lösung pleuraler Adhäsionen angewendet. Die Operationsmethode wurde im Laufe der Jahre weiter ausgebaut. Ihr Ausbau dürfte jetzt im wesentlichen zum Abschluß gekommen sein. An der Vervollkommnung des Operationsverfahrens hat wieder ULRICI und seine Schule großen Anteil.

Da bisher eine umfassende, vor allem die Technik und Erfolgsstatistik berücksichtigende Darstellung über die Thorakokaustik fehlt, so glauben wir wegen der Größe des uns zur Verfügung stehenden Materials und unserer langjährigen Erfahrung zu vorliegender Abhandlung berechtigt zu sein.

Die Buntbilder wurden von Fräulein Dr. med. SIMONSON, früher Assistenzärztin am Waldhaus Charlottenburg in dankenswerter Weise angefertigt.

Die histologischen Präparate wurden mittels eines mikrophotographischen Apparates aufgenommen, dessen Anschaffung durch das großzügige Entgegenkommen des Wohlfahrtsministeriums ermöglicht wurde.

Sommerfeld (Osthavelland) / Beelitz-Heilstätten (Mark), im Mai 1929.

K. DIEHL und W. KREMER.

Inhaltsverzeichnis.

Seite

A. Instrumentarium 1
I. Getrenntes Instrumentarium 1
1. Optik 1
a) Perspektivische Verzeichung 1
b) Änderungen in der Bildstellung 3
2. Zusatzinstrumentarium zur Optik 7
3. Der Brenner 7
4. Zusatzinstrumentarium zum Brenner 8
II. Kombinationsinstrumente 9
III. Ergänzungsapparate 11
Anhang: Sterilisierung der Instrumente 13

B. Die normale Anatomie der Brusthöhle und ihre Darstellung im thorakoskopischen Bilde 13

C. Die pathologische Anatomie der Brusthöhle, insbesondere ihre Erscheinungsform im thorakoskopischen Bilde 18
I. Die pathologische Anatomie der Pleurahöhle 19
1. Die Formen der Pleuritis, insbesondere die diffusen entzündlichen und mehr knotenförmigen tuberkulösen Pleuritiden 19
a) Die Arten der Pleuritis 19
b) Die tuberkulösen Pleuritiden 19
2. Die Verwachsungen als Folge der Pleuritis 20
a) Die morphologische Einteilung der Verwachsungen 20
b) Die Entstehung der Verwachsungen 20
c) Die Histologie der Verwachsungen 23
α) Verwachsungen infolge perifokaler Entzündung um den tuberkulösen Herd 23
β) Verwachsungen infolge direkten Übergreifens des tuberkulösen Prozesses auf die Pleurablätter 24
Anhang: Das umschriebene sekundäre bullöse Emphysem 26
3. Einteilung der Verwachsungen nach ihrer Lage 26
4. Die bevorzugten Lokalisationen der Verwachsungen und deren Ursachen 28
5. Die Selbstlösung bei Verwachsungen 32
6. Pneumothorax und Verwachsungen 32
II. Die Erscheinungsformen der pathologisch-anatomischen Veränderungen der Pleurahöhle im thorakoskopischen Bilde 35
1. Die Veränderungen im Bereich der Pleurablätter im thorakoskopischen Bilde 35
a) Die Pleurahöhlenwände bei unveränderter Pleura 35
b) Pleuraveränderungen unspezifischen Charakters 37
α) Die umschriebene Pleuraschwiele 37
β) Das thorakoskopische Bild des älteren Pneumothorax 37
γ) Das thorakoskopische Bild des verschwartenden Pneumothorax . . 38
δ) Das thorakoskopische Bild der akuten und chronischen Pleuritiden 38
c) Pleuraveränderungen tuberkulöser Natur im thorakoskopischen Bilde 41

Seite

2. Die räumlichen Verhältnisse des Pneumothorax im thorakoskopischen Bilde 43
   a) Abhängigkeit des thorakoskopischen Bildes vom Grade des Lungenkollapses . . . 44
   b) Die Verwachsungen im thorakoskopischen Bilde . . . 44
      α) Die strangförmigen Verwachsungen im thorakoskopischen Bilde mit Hinweisen auf die Thorakokaustik . . . 45
         1. Die Lagebeziehungen der strangförmigen Verwachsungen und ihre Lokalisierung . . . 45
         2. Die Größenverhältnisse der strangförmigen Verwachsungen . . . 45
         3. Die einzelnen Strangabschnitte . . . 46
         4. Die Möglichkeit der Erkennung einer Lungenbeteiligung im Strange . . . 47
         5. Die zur Kauterisation notwendige Länge des bindegewebigen Anteils eines Stranges . . . 48
         6. Der Blutgefäßreichtum der Verwachsungen . . . 48
         7. Zusammenfassung . . . 49
      β) Die membranösen Verwachsungen . . . 50
      γ) Die flächenhaften Adhäsionen . . . 51

III. In welchen Fällen von Pneumothorax die Thorakoskopie indiziert ist . . . 51

D. Ausführung der Operation . . . 53
1. Lokalisierung der Stränge . . . 53
2. Vorbereitung des Kranken . . . 53
3. Lagerung des Kranken . . . 53
4. Operation mit der geradsichtigen Optik . . . 54
   Anhang. Besonderheiten beim Gebrauch der Optik mit abgelenkter Sehachse 64
5. Nachbehandlung . . . 64

E. Ergebnisse von Thorakoskopie und Thorakokaustik . . . 65
I. Inwieweit die Thorakokaustik die Summe der therapeutisch nützlichen Pneumothoraces im Rahmen einer Anstalt zu steigern vermag . . . 66
II. Zahlenmäßige Angaben über unser gesamtes Material nach Anzahl der Thorakoskopien und Thorakokaustiken, nach den Erfolgen und nach den Komplikationen . . . 74
III. Der klinische Normalverlauf nach erfolgter Thorakoskopie und Thorakokaustik (mit im Bereich des Normalen liegenden Fiebertypen) . . . 75
IV. Entstehung, Verlauf und Behandlung der Komplikationen . . . 77
   1. Das Haut- und Brustwandemphysem . . . 78
   2. Die fieberhaften und fieberlosen Pneumothoraxexsudate nach Thorakokaustik. Das tuberkulöse Empyem. Die Verschwartung des Pneumothorax 78
   3. Die endothorakale Blutung . . . 82
   4. Das mischinfizierte Empyem ohne Lungenperforation . . . 84
   5. Die Lungenperforation nach Thorakokaustik . . . 85

A. Instrumentarium.

Zur kunstgerechten Durchführung der Thorakokaustik ist die genaue Kenntnis des Instrumentariums Vorbedingung. Das meistbenutzte besteht aus einer Optik zur Betrachtung der Thoraxhöhle und einem davon getrennten Platinbrenner zur Durchtrennung von Verwachsungen.

I. Getrenntes Instrumentarium.

1. Optik[1].

Während die Cystoskopie in heißem Ringen sich das optische Instrumentarium zur Besichtigung der Blase erst schaffen mußte und dabei von einer einfachen Röhre (Bonzoni), in die durch einen Reflektor Licht hineingeworfen wird, zu dem allgemein bekannten hochentwickelten Cystoskop mit aufrechtem Bilde gelangte, brauchte man für die Thorakoskopie nur eine kleine Änderung an dieser Optik vorzunehmen, um sofort ein hochwertiges Instrumentarium zu besitzen. Aber auch dieses hat gegenüber dem offenen Einblick in einen Hohlraum noch Mängel, die bei der Blasenbesichtigung weniger ins Gewicht fallen, sich bei der Thorakoskopie dagegen unter Umständen störend bemerkbar machen können, und die der Operateur kennen muß, wenn er nicht zu falschen Schlußfolgerungen gelangen will. Diese Mängel bestehen erstens in der falschen Perspektive und zweitens in Änderungen in der Bildstellung, die auch bei der *sogenannten Optik mit aufrechtem Bilde* in manchen Positionen des Instrumentes auftritt.

Wir betrachten diese Verhältnisse zunächst beim Cystoskop, wobei wir ganz kurz auf die Entwicklung eingehen müssen.

a) Perspektivische Verzeichnung[2].

Die falsche Perspektive ist nur abhängig vom Linsensystem, die seitliche Ablenkung der Blickrichtung, die bekanntlich bei den meisten endoskopischen Geräten angewandt wird, spielt dabei keine Rolle. Wir können sie also bei Betrachtung der perspektivischen Veränderungen zunächst fortlassen.

Wenn wir uns die Verhältnisse bei der einfachen Bonzonischen Röhre klar machen (Abb. 1), so ist mit ihr nur ein kleiner Teil der Blasenwand zu übersehen. Es gelingt zwar durch Drehung der Röhre um einen Punkt, der dem Fixpunkt der Harnröhre entspricht, auch benachbarte Abschnitte des Blaseninnern ins Gesichtsfeld zu bringen, doch sieht man dann diese hintereinander,

---

[1] Wir verstehen im folgenden unter Optik immer Lampe und Linsensystem, unter optischem System das Linsensystem.

[2] Wir schließen uns hierbei eng an die Ausführungen Ringlebs in seinem „Lehrbuch der Cystoskopie" an, dessen Studium jedem, der sich mit den optischen Fragen näher beschäftigen will, zu empfehlen ist.

muß sie also im Gedächtnis zu einem Gesamtbild vereinigen. Ferner ist die Möglichkeit der Bewegung durch den Widerstand der Harnröhre beschränkt.

Ein weit größeres Gesichtsfeld würden wir erhalten, wenn es uns gelänge, unser Auge an die innere Öffnung der Röhre zu bringen. Eine derartige Möglichkeit ist nun in der Anwendung eines Linsensystems gegeben. Man braucht nur eine Sammellinse mit kurzer Brennweite an die innere Öffnung der Bonzonischen Röhre zu setzen, um zu erreichen, daß die Strahlen eines Gesichtswinkels von etwa 110° am vorderen Ende der Röhre zu einem Bilde gesammelt

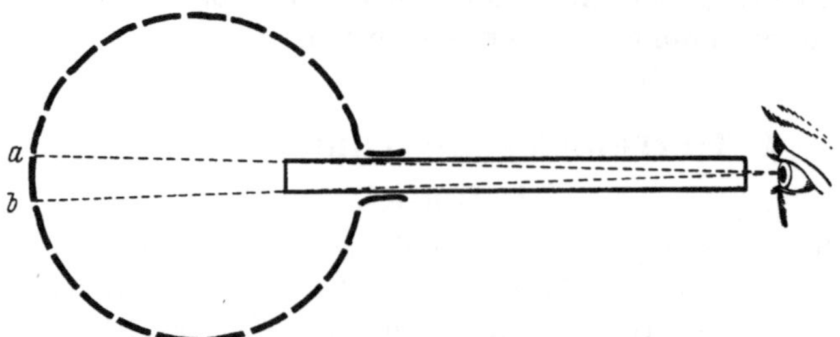

Abb. 1. Betrachten einer Körperhöhle durch eine einfache runde Röhre (Bonzoni). a—b entspricht dem Abschnitt der gegenüberliegenden Wand, die bei ruhender Röhre im Gesichtsfeld liegt.

werden. Durch eine Linsenkombination (Objektivsystem) gelingt es, dieses Bild aufzurichten und durch die Röhre dem betrachtenden Auge zuzuleiten. Wir erreichen also damit, daß wir die Blasenwand, in einem Winkel von 110° vom inneren Ende des Rohres aus gesehen, überblicken können (Abb. 2).

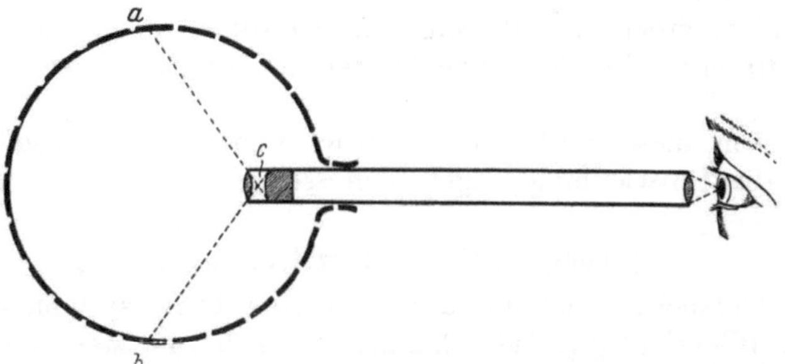

Abb. 2. Betrachten einer Körperhöhle durch eine Röhre, die am inneren Ende eine Konvexlinse mit kurzer Brennweite trägt. Bei c entsteht ein reelles Bild des Wandabschnittes a—b, das durch eine Linsenkombination dem Auge zugeführt wird.

Allerdings sehen wir dieses Bild so, *wie eben eine Linse mit kurzer Brennweite nahe Gegenstände darstellt.* Wir erinnern da an die jedem Amateurphotographen bekannten Portraits, die mit einer Landschaftslinse aus naher Entfernung gemacht wurden. Die Nase ist stark vergrößert und verdeckt den größten Teil des Gesichts. Zu beiden Seiten sehen nur die Konturen des stark verjüngten Schädels hervor. In gleicher Weise sieht das optische System unserer Endoskope. Die nahen Gegenstände sind abnorm groß und nehmen den größten Teil des Gesichtsfeldes ein, die weiter zurückliegenden Gegenstände, die nicht verdeckt sind, erscheinen stark verkleinert.

b) Änderungen in der Bildstellung.

Der zweite Nachteil des gebräuchlichen Thorakoskops besteht in der Bildumkehrung bei manchen Stellungen.

Betrachten wir hier die Verhältnisse zunächst wieder beim Cystoskop. Da bei der Blase hauptsächlich der Blasenboden mit den Ureterenmündungen interessiert, dieser aber mit einem geraden Rohr auch bei großem Blickwinkel nur schwer oder überhaupt nicht zu übersehen ist, ging man bald dazu über, durch eine um 45° geneigte Spiegelvorrichtung die Sehachse um 90° zu brechen. Man konnte jetzt den Blasenboden gut einstellen, tauschte dafür aber den Nachteil einer Seitenverkehrung des Bildes ein. Es gelang zwar nun bald, durch geeignete optische Mittel, auf die wir hier nicht näher einzugehen brauchen, ein seitenrichtiges, aufrechtes Bild zu erhalten. Dies gilt aber nur für eine bestimmte Stellung des Instrumentes und zwar für die Stellung, bei der die Symmetrieebene des Endoskops in die Lotrechte des Beobachters fällt. Bei anderen Stellungen des Instrumentes, hat man eine mehr oder weniger starke Seitenverkehrung. Wir müssen auf diese Verhältnisse etwas näher eingehen.

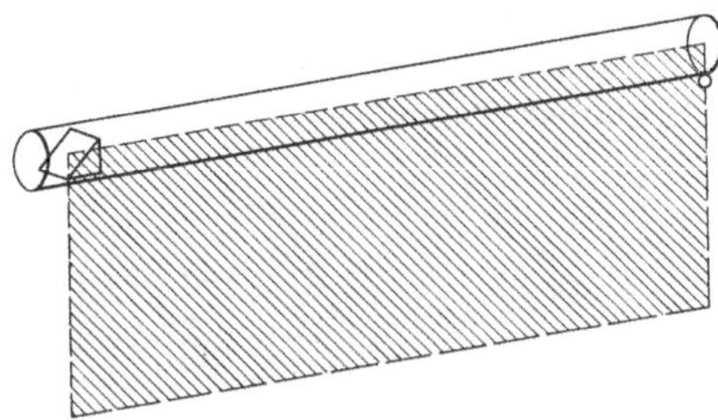

Abb. 3. Veranschaulichung der Symmetrieebene eines Endoskops.

Unter Symmetrieebene des Endoskops verstehen wir die Ebene, die senkrecht zur spiegelnden Fläche der Optik steht und diese in zwei gleiche Hälften teilt; es ist also die Ebene, die in der Längsrichtung des Instrumentes durch an den der Okularscheibe angebrachten Knopf geht (Abb. 3).

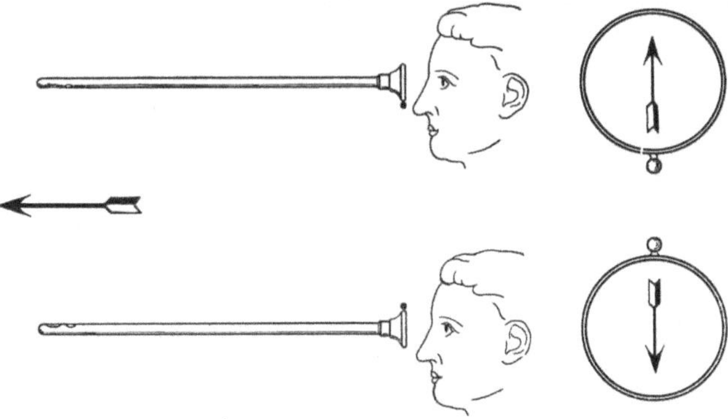

Abb. 4. Erklärung der Bildumkehrung des Endoskops mit „aufrechtem Bilde“. Bei Betrachtung von oben erscheint der Pfeil aufrecht, bei Betrachtung von unten umgekehrt.

Fällt diese Ebene mit dem Körperlot des Beobachters zusammen, so entsteht dank der Umkehrvorrichtung bei den modernen Instrumenten ein aufrechtes und seitenrichtiges Bild, dreht man sie um 180°, so erscheint das Bild umgekehrt, bildet sie mit dem Körper einen Winkel von 90°, so erscheinen die Gegenstände bald nach rechts, bald nach links verdreht. Man kann sich diese Verhältnisse am besten an einem horizontal von uns wegfliegenden Pfeil veranschaulichen (Abb. 4).

Bei Betrachten von oben erscheint der Pfeil im Bilde aufrecht, bei Betrachtung von unten erscheint er mit der Spitze nach unten. Bei Betrachtung von der rechten Seite erscheint die Spitze nach rechts, bei Betrachtung von links nach links verdreht (Abb. 5). Es hat sich also in den verschiedenen Stellungen der Optik die Stellung des Pfeils vollkommen verändert. Natürlich nur vom Standpunkt des *Beobachters* aus. *Rein vom Instrument* aus gesehen, steht die Kerbe des Pfeiles immer dort, wo der Knopf der Optikscheibe steht. Dieselben Verhältnisse haben wir bei Betrachtung einer Körperhöhle, und es erhellt daraus, daß man bei evtl. Eingriffen bald seitenrichtig, bald seitenverkehrt arbeiten muß.

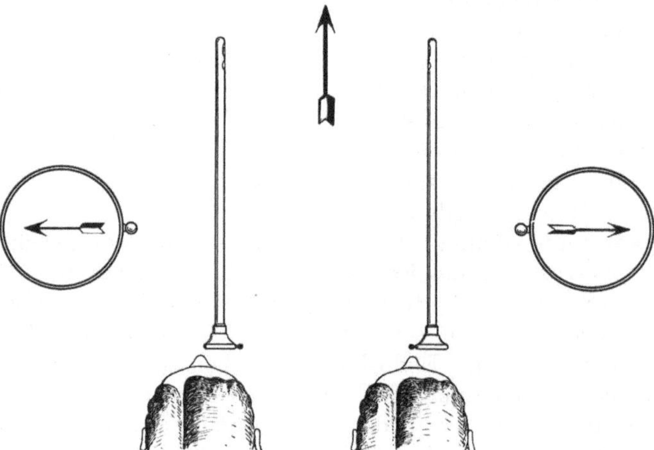

Abb. 5. Bei Betrachtung von links erscheint die Spitze nach links, von rechts nach rechts verdreht.

Bei der Blase, bei der, wie oben angeführt wurde, hauptsächlich der Blasenboden interessiert, kommt dieser Fehler weniger in Frage, da bei Betrachtung desselben die Symmetrieebene des Instrumentes mit der Körperachse zusammenfällt. So einfach liegen aber die Verhältnisse bei der Thorakoskopie nicht. Wir haben hier keinen einfachen kleinen runden Hohlraum, bei dem hauptsächlich die Wand interessiert. Es ist vielmehr in den eiförmigen Hohlraum der Thoraxhöhle die kugelige Lunge gleichsam vom Boden her eingestülpt, die der Thoraxwand mehr oder weniger genähert ist und dadurch einen mehr oder weniger breiten sichelförmigen Spalt freiläßt. Dieser Spalt ist zudem von Bändern und Strängen durchzogen. Die Stellung der Symmetrieebene des Thorakoskops ist daher beim Betrachten dieser Gebilde in dauerndem Wechsel und fällt nur selten mit der Senkrechten des Beobachters zusammen. Man kann daher jederzeit in die Lage kommen, seitenrichtig oder seitenverkehrt arbeiten zu müssen.

Dem Erfinder der Thorakoskopie, Jacobaeus, scheint dies keine Schwierigkeiten gemacht zu haben, wohl aber anderen Operateuren. So verzichtet Singer sogar auf die Vergrößerung des Gesichtsfeldes durch ein Linsensystem, um bei der Operation seitenrichtig arbeiten zu können. Er kehrt damit zur Bonzonischen Röhre zurück, die bei der Cystoskopie längst verlassen war. Sein Thorakoskop besteht demnach im Prinzip aus einer einfachen Röhre, die, um ein

Entweichen der Luft des Pneumothorax zu verhindern, am äußeren Ende mit einem Glasfenster verschlossen ist (Abb. 6).

Die Beleuchtung der zu besichtigenden Stelle erhält er durch Einführung eines Mignonlämpchens, ähnlich wie beim Rectoskop. Da das Gesichtsfeld aus den eben erwähnten Gründen sehr klein ist, führt er vorher zur Orientierung ein

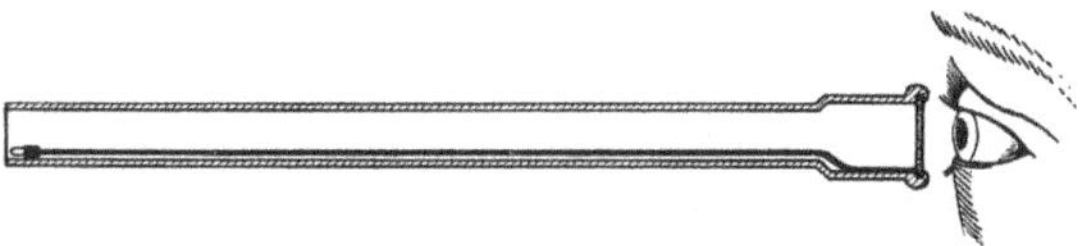

Abb. 6. Prinzip des Thorakoskops nach SINGER. Es besteht aus einer BONZONIschen Röhre, die, um das Entweichen der Pneumothoraxluft zu verhindern, am äußeren Ende mit einer Glasscheibe versehen ist. Die Beleuchtung wird durch ein Mignonlämpchen, ähnlich wie beim Rektoskop, erreicht.

kleines Thorakoskop durch diese Röhre ein. Ist der Strang so gefunden, so wird die Operation in direkter Sicht ausgeführt.

So gut der Gedanke der direkten Sicht an sich ist, so ist doch dieses Instrumentarium wegen des engen Gesichtsfeldes als ein Rückschritt zu bezeichnen (Näheres siehe bei Kombinationsinstrumenten).

Auf anderem Wege erstrebte KREMER das Ziel des seitenrichtigen Arbeitens. Ausgehend von der Tatsache, daß der Thorax sich zur Kuppe verjüngt, glaubte er, mit einer geradsichtigen Optik beim Eingehen in einem unteren Interkostalraum, die ganze Thoraxkuppe übersehen zu können, wenn es nur gelingt, das

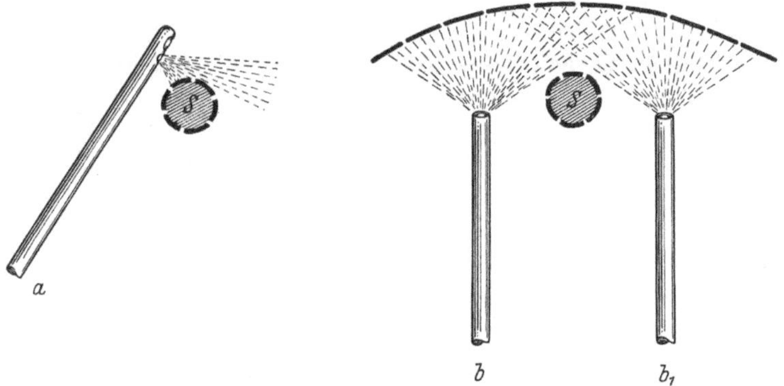

Abb. 7. Betrachtungsmöglichkeit der Hinterfläche eines Stranges (S). Mit der Optik mit abgelenkter Sehachse gelingt es, vorausgesetzt, daß genügend Spielraum für das Instrument vorhanden ist, auch die Hinterfläche eines Stranges zu besichtigen. Mit der geradsichtigen Optik gelingt dies nicht. Doch kann man durch seitliches Vorbeigehen nacheinander auf beiden Seiten (b und b_1) eines Gegenstandes ein Überschneiden der Blickfelder erzielen und damit einen Überblick über den rückwärtigen Raum sowie einen Eindruck der Tiefenausdehnung einer Membran erlangen.

Blickfeld groß genug zu gestalten. Es zeigte sich, daß hierzu ein Blickwinkel von 110°, wenn man etwa im 6. oder 7. Interkostalraum in der mittleren Axillarlinie eingeht, genügt. Man kann dann die Thoraxkuppe bis zur 5. Rippe mit dem ganzen Oberlappen übersehen. Da die Stränge meist am Oberlappen ansetzen, liegen sie gewöhnlich alle in einem Gesichtsfeld. Auch der eingeführte Brenner liegt meist, wie weiter unten ausgeführt werden wird, in demselben Gesichtsfeld, so daß er ohne Mühe an den Strang herangeführt werden kann. Das Bild ist natürlich stets aufrecht und seitenrichtig. Die Perspektive ist in dem oben angeführten Sinne falsch. Ein Nachteil der geradsichtigen Optik gegenüber der Optik mit abgelenkter Sehachse besteht darin, daß es nicht gelingt, Gegenstände im Thoraxraum von der Rückseite zu betrachten, wie dies mit der seitlichen Optik, wenn auch nicht immer, möglich ist. Doch gelingt es auch mit ihr, durch seitliches Vorbeigehen nach einander auf beiden Seiten eines Gegenstandes ein Überschneiden der Blickfelder zu erzielen und damit einen Überblick über den rückwärtigen Raum, sowie einen Eindruck der Tiefenausdehnung einer Membran zu erlangen (Abb. 7).

Weitere Nachteile bestehen darin, daß es nicht möglich ist, die Thoraxwand in der Nähe der Einstichstelle, und zwar in einem Umkreis von 8 cm Durchmesser zu Gesicht zu bringen, ferner darin, daß man das Instrument meist stark neigen muß, was zu Schmerzen führt, wenn die Anästhesie nicht sehr gut ist.

Stellen wir die Vor- und Nachteile der beiden optischen Systeme noch einmal zusammen, so ergibt sich:

Seitliche Optik.

Vorteile:

1. Es ist meist nur eine geringe Neigung des Instrumentes notwendig.
2. Es gelingt meist die interessierenden Gegenstände (Stränge) auch von der Rückseite zu besichtigen.
3. Die Wand in der näheren Umgebung des Einstiches ist gut zu übersehen und damit ist das Instrument auch für kleine Pneumothoraces geeignet.

Nachteile:

1. Infolge Umlegung der Beobachtungsebene ist die Orientierung schwierig. Ferner muß man aus dem gleichen Grunde bei Eingriffen stets im rechten Winkel zur Blickebene arbeiten.
2. Man kann häufig in die Lage kommen, seitenverkehrt arbeiten zu müssen.

Geradsichtige Optik.

Vorteile:

1. Der Blick ist geradeaus, daher die Orientierung leicht.
2. Man kann immer seitenrichtig arbeiten.

Nachteile:

1. Es ist meist starkes Neigen des Instrumentes notwendig.
2. Es ist unmöglich, die Rückfläche eines interessierenden Gegenstandes zu besichtigen.
3. Es ist unmöglich, die Umgebung der Einstichstelle in einem Umkreis von 8 cm zu besichtigen; daher ist das Instrument bei kleinem Pneumothorax unbrauchbar.

Jedes der beiden optischen Systeme hat demnach seine Vor- und Nachteile. Sie ergänzen sich gegenseitig, und es ist daher notwendig, daß sie dasselbe Kaliber haben, damit sie jederzeit gegeneinander ausgetauscht werden können. Zu diesem Zwecke mußte die Lampe bei der geradsichtigen Optik auf einem federnden Halter angebracht werden, der zuerst eingeführt wird (siehe S. 55).

2. Zusatzinstrumentarium zur Optik.

Da der Thoraxraum nicht, wie die Blase, eine natürliche Öffnung besitzt, muß eine solche erst instrumentell geschaffen werden. Man benutzt dazu einen Troikart von entsprechendem Kaliber, der mittels eines Stiletts eingeführt wird und als Leitrohr dient. Bei dem ursprünglich von JACOBAEUS und von UNVERRICHT gebrauchten Troikartröhrchen befindet sich analog dem Cystoskop ein automatischer Verschluß, der das Entweichen der Luft aus dem Pneumothoraxraum verhindert. Dies hat den Nachteil, daß es nicht möglich ist, bei evtl. Verunreinigungen des Röhrchens dieses durch einen sterilen Wattetupfer zu reinigen, wie es sich manchmal empfiehlt. KREMER verzichtet deshalb auf das Ventil. Sein Röhrchen ist etwas weiter als die Optik, so daß sich um diese noch ein Luftmantel befindet. Der Luftmantel ist durch eine Zuleitung mit einem Pneumothoraxapparat verbunden. Man kann also den Druck jederzeit im Pneumothorax regulieren. Nachteile von dem Ein- und Ausströmen der Luft, wenn die Optik aus dem Röhrchen herausgezogen ist, haben wir nicht gesehen. Nur bei doppelseitigem Pneumothorax kann einmal ein Gefühl der Atemnot auftreten, das aber sofort wieder verschwindet, wenn man die Optik oder das Stilett wieder einführt. KREMER gab sein Röhrchen in Verbindung mit dem unten zu schildernden Brennermantel zur Rauchabsaugung an (Abbildung 8).

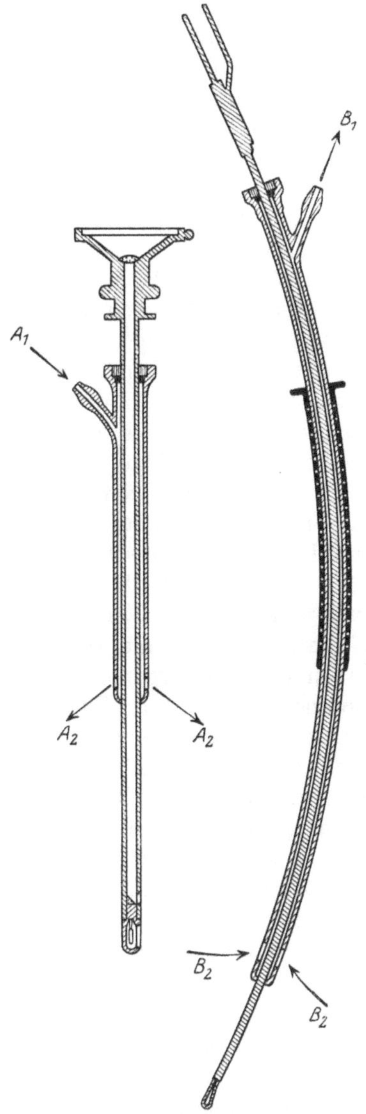

Abb. 8. Einrichtung zur Dauerlüftung A_1 A_2, Luftzuführung durch die hohle Optikhülse, B_1 B_2. Rauchabsaugevorrichtung durch den hohlen Brennermantel.

3. Der Brenner.

Das Vorbild des Brenners für die Thorakokaustik war in den für die Kehlkopfkaustik gebräuchlichen Instrumenten gegeben. Geringe Änderungen waren zur besseren Auskochbarkeit notwendig, damit ein brauchbares Instrument zustande kam. Auch der Brenner hat im Laufe der Zeit mehrere mehr oder weniger gute Abänderungen erfahren. UNVERRICHT gebraucht einen gebogenen Brenner, der sich der Thoraxwand besser anpaßt. Er hat zweifellos in manchen Fällen große Vorteile gegenüber dem geraden. COVA empfiehlt einen Brenner mit beweglichem Endglied. Das häufige Versagen derartiger Brenner bewog uns, von ihrem Gebrauche wieder abzulassen. RAPP brachte eine Lampe an dem

Brenner an, um so auch den Strang von unten zu beleuchten. JACOBAEUS bezeichnet dies als eine erhebliche Verbesserung, uns fehlt damit persönliche Erfahrung. Um die Blutungsgefahr auf ein Minimum zu reduzieren, wird von HERVÉ, SINGER, JACOBAEUS u. a. Diathermie zur Durchtrennung der Stränge angewandt. MAURER hat einen Brenner konstruiert, bei dem man abwechselnd Galvanokaustik und Diathermie anwenden kann. Hierzu brachten ihn folgende Gedankengänge: Die Blutungsgefahr ist bei Kaustik mittels Diathermie geringer als bei Galvanokaustik. Andererseits ist aber, abgesehen davon, daß es schwer gelingt, dickere Stränge zu durchtrennen, die Tiefenkoagulation stark und unberechenbar. Es könnte bei Durchbrennung dickerer Stränge passieren, daß nicht nur die Durchtrennungsstelle, sondern die ganze Verwachsung weiß wird, und die spätere Demarkationszone etwas dickerer und kurzer Verwachsungen evtl. schon im Bereich des Lungenparenchyms liegt. Die Gefahr des Spätempyems ist daher bei der Kaltkaustik verhältnismäßig groß. Außerdem klebt der pulmonale Stumpf des Stranges leicht am Brenner, was beim Losreißen zu Verletzungen führen kann.

MAURER legt deshalb zur sicheren Verhütung der Blutung um die Stränge einen Koagulationsring mittels Diathermie und durchtrennt dann die Adhäsion, um die starke Tiefenkoagulation zu vermeiden, in dieser Zone mittels Galvanokaustik. Um hierbei das wegen des oben angeführten Klebens des Diathermiebrenners umständliche Auswechseln der Brenner zu vermeiden, hat er einen Fußschalter konstruiert, mit dem man abwechselnd Diathermie und Kaltkaustik einschalten kann.

Die Idee ist zweifellos gut, doch scheint uns da etwas schweres Geschütz aufgefahren zu werden. Die Erfahrung an jetzt wohl tausend Fällen in der Literatur hat gezeigt, daß die Gefahr der Blutung nicht so groß ist. Auch haben Versuche ergeben, daß es mit ganz schwach glühendem galvanischem Brenner gelingt, die Bauchgefäße von Meerschweinchen ohne die geringste Blutung zu durchtrennen. Dickere Gefäße sind weder pathologisch-anatomisch noch thorakoskopisch in Strängen beobachtet worden. Der ganz schwach glühende galvanische Brenner (etwa 12—14 Ampère) koaguliert ebenso wie der kalte Brenner. Sollte er dabei kleben oder die Brennung nicht vorwärts schreiten, so braucht man nur nach Koagulation des Bezirkes den Strom höher einzuschalten (vorherige Probe!). Zu empfehlen ist dabei, durch ein eingeschaltetes Ampèremeter den Zustand des Brenners dauernd zu kontrollieren. Das MAURERsche Instrumentarium ist demnach überflüssig.

4. Zusatzinstrumentarium zum Brenner.

Wie für die Optik, so muß auch für den Brenner erst eine Öffnung durch Einstoßen eines Troikarts geschaffen werden. Benutzt man den gebogenen Brenner, so empfiehlt es sich, ein elastisches Troikartröhrchen zu nehmen, da bei Gebrauch eines starren der Brenner, wenn seine Krümmung mit der des Röhrchens nicht genau übereinstimmt, leicht festklemmt. Es empfiehlt sich ferner, den Durchmesser des Brenner- und Optiktroikarts gleich weit zu nehmen, damit man die Optik gegen den Brenner eintauschen und somit den Strang von einer zweiten Stelle ansehen kann (JACOBAEUS).

Zum Brenner hat KREMER einen Hohlmantel angegeben, der mit einer Absaugevorrichtung verbunden wird. Hierdurch wird der sich während des

Brennens bildende Rauch entfernt. Der Ersatz der Luft geschieht durch den Hohlmantel des Optikröhrchens (siehe Abb. 8, Seite 7).

Um das Heranführen des Brenners an den Strang, das beim Arbeiten mit der seitlichen Optik sehr schwierig sein kann, zu erleichtern, hat JACOBAEUS ein sogenanntes Kontrollthorakoskop angegeben. Es besteht aus einem dünnen, in das Brennerröhrchen passenden geradsichtigen optischen System (ohne Lampe), das in der Mitte ein Fadenkreuz enthält. Dieses wird statt des geraden Brenners eingeführt, der Strang anvisiert und nun das Brennerröhrchen durch einen Assistenten genau in dieser Lage fixiert. Der nach Herausnahme des optischen Systems eingeführte gerade Brenner trifft ohne weiteres den Strang. Beim Gebrauch der geradsichtigen Optik kann man auf das Kontrollthorakoskop verzichten.

Zu erwähnen ist noch, daß UNVERRICHT eine kleine Zange zur Probeexstirpation von Geschwulstteilchen angegeben hat. Mit ihr gelingt es auch sehr gut, kleine Fremdkörper, z. B. abgebrochene Brennerspitzen, aus der Brusthöhle zu entfernen.

Zur Stromeinschaltung haben sich Kontakte am Brennergriff wenig bewährt. Wir bevorzugen einen Schalter, der durch die Schwester nach Kommando bedient wird. DAVIES schaltet den Brenner mittelst eines Fußkontaktes ein. MAURER bedient seinen Umschalter für Diathermie und Galvanokaustik ebenfalls mit dem Fuß.

II. Kombinationsinstrumente.

Wenn man einem Neuling einen schönen langen Strang mit der Optik einstellt, so daß man ihn gleichsam mit der Hand fassen zu können glaubt, so ist dieser immer sehr erstaunt, daß man jetzt eine neue Öffnung an einer anderen Stelle machen muß, um an den vor einem liegenden Strang heranzukommen. Jeder bedauert, daß dies nicht gleich von derselben Stelle aus geschehen kann.

So haben denn schon frühzeitig Versuche eingesetzt, Optik und Brenner in ein Instrument zu vereinigen. Im Jahre 1914, also kurze Zeit nach der ersten Veröffentlichung von JACOBAEUS, gebrauchte HERVÉ ein derartiges Instrument. Aber die erforderliche lichte Weite des Führungsrohres war zu groß. Es kam zu ausgedehntem Emphysem und zu Durchbrüchen durch die Thoraxwand. HERVÉ kam deshalb von diesem Instrument wieder ab. Auch SINGER gebraucht das von ihm angegebene Thorakoskop, das bei der Besprechung des optischen Systems schon erwähnt wurde, als Kombinationsgerät, indem er den Brenner durch eine Nebenöffnung einführt. Abgesehen von dem oben beschriebenen Nachteil des kleinen Gesichtsfeldes hat das Instrument auch den Fehler, daß man an dem Brenner entlangschaut, ihn also in starker Verkürzung sieht und ein schlechtes Urteil über den Stand der Brennerspitze hat (Abb. 9).

Ein weiteres Kombinationsgerät ist dann von MAENDL angegeben (Abb. 10). Das Instrument ist im Prinzip einem Ureterencystoskop nachgebildet. Es besitzt einen Brenner für Kaltkaustik, der aus einer elastischen, isolierten Sonde besteht, die am oberen Ende in einen Haken ausläuft. Diese kann mittels eines ALBARRANschen Hebels bewegt werden. Das Originalinstrument von MAENDL haben wir nicht angewandt, glauben aber trotzdem, daß es nur für lange, dünne Stränge brauchbar ist, und zwar aus folgenden Gründen: Wir beschäftigen uns seit etwa 4 Jahren mit der Konstruktion eines Kombinationsgerätes und hatten auch als erstes Modell ein Instrument, das, was das Nächstliegende ist, nach dem Muster des Ureterencystoskops gebaut war. Wir haben

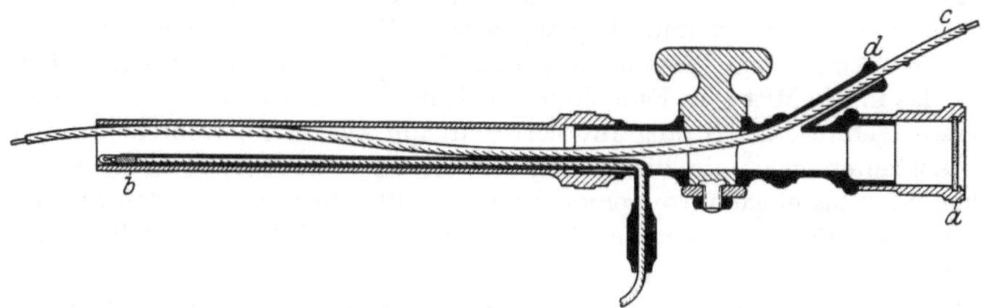

Abb. 9. Kombinationsthorakoskop nach SINGER. a Glasscheibe zur Verhütung des Entweichens der Pneumothoraxluft. b Mignonlämpchen. c Kaltkaustikbrenner. d Nebenschluß zur Einführung des Brenners.

auch mit diesem Instrument einige dünne Stränge durchbrannt. Bald aber stellte es sich heraus, daß ihm ein großer Fehler anhaftete, nämlich das weite Vorspringen des Lampenträgers über das optische System. Dieser stößt, wenn

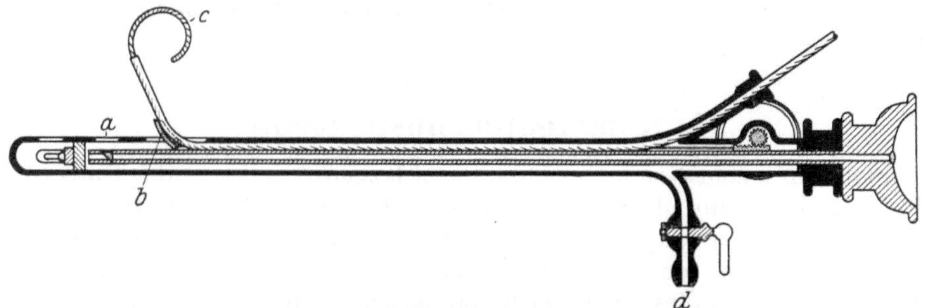

Abb. 10. Kombinationsthorakoskop nach MAENDL.
a Optik mit seitlicher Blickrichtung. b ALBARANscher Hebel. c Biegsame Koagulationssonde. d Entlüftungsvorrichtung.

man versucht, kürzere Stränge oder Membranen zu durchtrennen, an die Thoraxwand und macht ein Weiterarbeiten unmöglich. Wir kamen deshalb in enger Zusammenarbeit mit der Firma Georg Wolf zu folgendem Modell, das uns gute

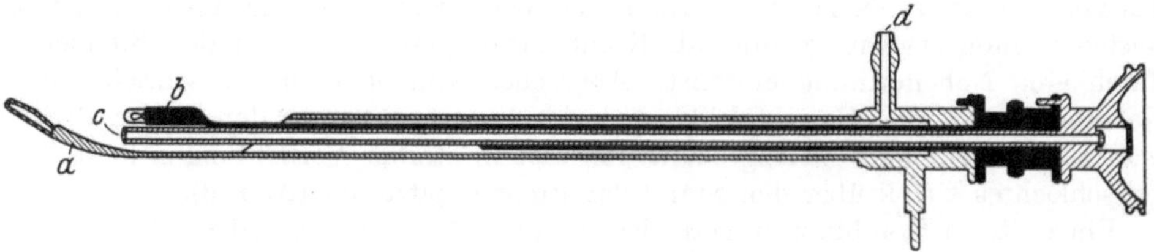

Abb. 11. Kombinationsgerät nach KREMER.
a Starrer gebogener Brenner. b Lampe auf elastischem Lampenträger. c Geradsichtiges optisches System. d Entlüftungsvorrichtung.

Dienste getan hat (Abb. 11). Das Instrument besteht aus einem gebogenen Brenner, an dem eine geradsichtige Optik derart angebracht ist, daß die Brennerspitze ständig im optischen Bilde liegt. Man kann sie daher mit Leichtigkeit überall hinführen, wohin man will. Da die Brennerspitze der vorderste Teil des Instrumentes ist, kann keine Bewegungsbehinderung durch Lampe oder Optik stattfinden. Andererseits erfordert dieser Umstand zur Feststellung der Beschaffenheit des Pneumothorax in der Gegend des Einstichs die vorherige Einführung eines einfachen Thorakoskops, um mit dem Brenner keine Verletzungen hervorzurufen. Trotz dieses Nachteils möchten wir doch an dem starren gebogenen Brenner festhalten, da man eine bedeutend bessere Führung und ein besseres Gefühl von dem Widerstand des Stranges hat als beim Arbeiten mit einem elastischen Brenner, den man natürlich auch bei diesem Instrument anwenden könnte. Das Führungsröhrchen für dieses Instrument muß natürlich elastisch sein.

Zusammenfassend ist über die Kombinationsinstrumente zu sagen, daß, wenn nur ein oder mehrere benachbarte Stränge vorhanden sind, deren genaue Lokalisation gut gelungen ist, die Operation von einem Einstich aus schnell und elegant beendet werden kann, daß man dagegen, wenn mehrere weit voneinander liegende Stränge oder kurze Membranen vorhanden sind, mit dem Kombinationsgerät nicht auskommt und zum getrennten Instrumentarium greifen muß.

III. Ergänzungsapparate.

An sonstigen Apparaten ist dann für die Kaustik ein elektrischer Anschlußapparat erforderlich. Wenn man über Wechselstrom verfügt, genügt ein kleiner Transformator, aus dem man Strom zur Endoskopie und Kaustik entnehmen

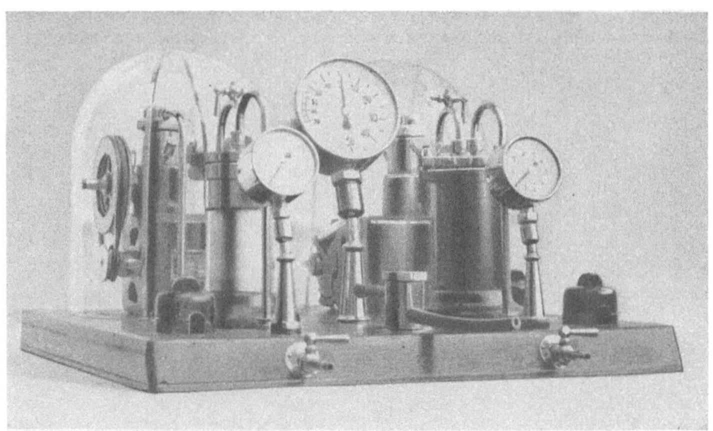

Abb. 12. Elektrische Druck- und Saugvorrichtung zur Entfernung der Rauchgase nach Dr. ULRICI.

kann. Hat man Gleichstrom im Netz, so muß man den Strom zuerst umformen und dann durch den Transformator schicken. Auf jeden Fall ist darauf zu achten, daß die Apparate vollkommen erdschlußfrei sind. Man kann sonst unangenehme Zufälle durch elektrische Schläge erleben.

Es sind noch einige Apparate angegeben, die nicht unbedingt notwendig sind, die aber die Kaustik bedeutend erleichtern können. So hat ULRICI eine elektrische Pumpe konstruiert, die zur Austreibung der Rauchgase einen gleichmäßigen Luftstrom durch den Pneumothoraxraum gewährleistet (Abb. 12).

Um aus Gründen, die im anatomischen Teil näher erörtert sind, dem Kranken während der Operation jede gewünschte Stellung geben zu können, wurde von

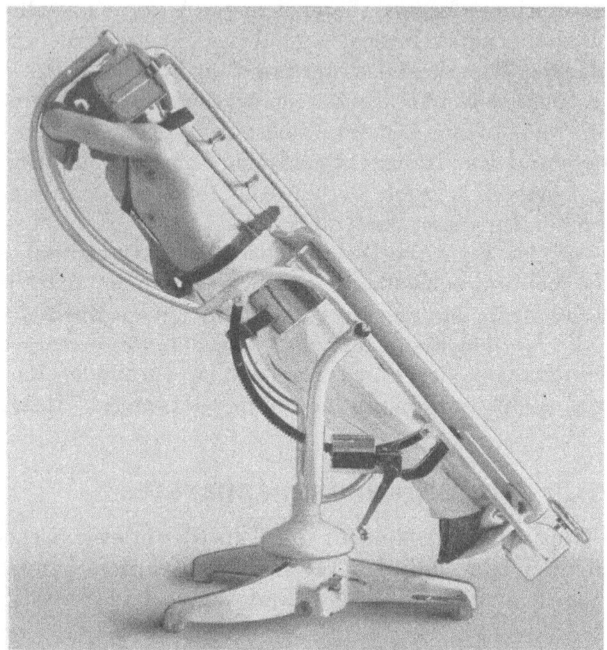

Abb. 13. Der Tisch ermöglicht es, den Kranken während der Operation um seine Längsachse zu drehen, sowie ihm eine Elevation bis zu 70° zu geben.

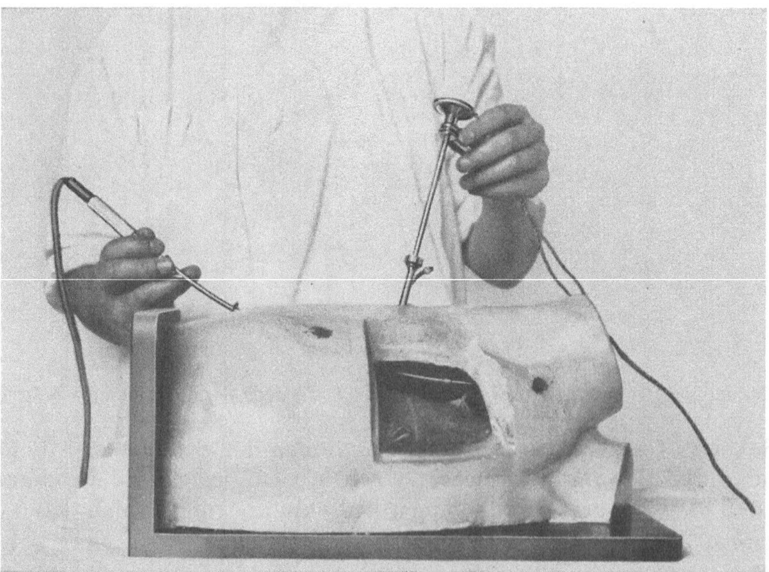

Abb. 14. Das aus Magnesit verfertigte Phantom zeigt anatomisch genau einen Pneumothorax mit Strängen an den typischen Stellen. An den meist gebrauchten Einstichstellen für Optik und Brenner sind durchlochte Gummistücke eingesetzt, die ein Einführen und freies Bewegen der Instrumente gestatten. Durch eine Klappe an der Wand kann man sich jederzeit über die Lage der Stränge und der Instrumente durch direkte Sicht überzeugen.

KREMER ein Operationstisch angegeben, mittels dessen man den Kranken um seine horizontale und vertikale Achse drehen kann (Abb. 13).

Schließlich wurden auch noch verschiedene Phantome zur Erlernung der technischen Handgriffe angegeben (Abb. 14).

So ist im Laufe der Jahre das ursprüngliche JACOBAEUSsche Instrumentarium mehrfach verbessert und ergänzt worden. Aber es kann mit UNVERRICHT nicht genug betont werden, daß nicht das komplizierte Instrumentarium, sondern richtige Indikationsstellung für den Erfolg der Operation entscheidend ist.

Anhang.

Sterilisierung der Instrumente.

Das Instrumentarium einschließlich des Lampenträgers kann mit Ausschluß des optischen Systems durch Kochen sterilisiert werden. Das optische System wird eine Stunde vor der Operation in 80 % Alkohol gestellt. Am besten ist hierzu ein Meßzylinder geeignet, auf dessen Boden, damit die Optik durch Aufstoßen nicht beschädigt werden kann, ein Wattebausch liegt, und aus welchem die Optikscheibe herausragt.

An dieser Stelle möchten wir einige Worte über die Desinfektion der Hände des Operateurs einfügen. Es ist für den Operateur unmöglich, während der Operation steril zu bleiben, da er die Kontakte und die Optikscheibe, die durch Berührung mit dem Auge nicht steril ist, anfassen muß. Eine Desinfektion der Hände, die zur Entfernung virulenter Keime immer zu empfehlen ist, hat nur dann Berechtigung, wenn man sich bewußt bleibt, daß man nicht steril sein kann und nichts mit den Händen anfaßt, was mit der Wunde in Berührung kommt.

B. Die normale Anatomie der Brusthöhle und ihre Darstellung im thorakoskopischen Bilde.

Wenn man in Kursen gesehen hat, wie die Pleuraumschlagsfalte über der Vena subclavia von Anfängern als dankbares Objekt zur Durchbrennung angesehen wird, und selbst der Hilus manchmal vor eifrigen Jacobaeusjüngern nicht ganz sicher ist, so muß man die Vorausschickung einer Schilderung der Anatomie der Brusthöhle und ihre Darstellung im thorakoskopischen Bilde für unbedingt notwendig halten.

Die Thoraxhöhle wird begrenzt vorne, lateral und hinten von der Thoraxwand, unten vom Zwerchfell, medial vom Mediastinum und nach oben von der Pleurakuppel. Die Thoraxwand wird gehalten und gestützt durch die Rippen. Ihre Zwischenräume sind hinten eng und erweitern sich nach vorne.

Die Rippen werden nach außen bedeckt von der Haut, dem Unterhautfettgewebe, der äußeren Fascie und der äußeren Thoraxmuskulatur. Letztere wechselt nach der Gegend. Sie ist hinten im Interscapularraum sehr dick, vorne, besonders vorne unten, kaum ausgebildet. Im hinteren Abschnitte werden dann große Teile der 2.—7. Rippe und ihrer Intercostalräume von der

Scapula bedeckt, so daß hier thorakoskopische Eingriffe nicht möglich sind. Nach innen werden die Rippen von der Fascia endothoracica und der Pleura costalis bedeckt. Ihre Zwischenräume werden durch die Musculi intercostales interni und externi ausgefüllt. Die Fascia endothoracica ist am stärksten entwickelt in der Gegend der Rippenknorpel, lockert und verdünnt sich aber nach hinten mehr und mehr.

Die Mm. intercostales interni sind dünner und reiner muskulös als die vielfach durch Sehnenbündel durchsetzten äußeren Zwischenrippenmuskeln. Sie beginnen hinten erst etwa 6 cm von der Wirbelsäule entfernt und reichen vorne bis zum Brustbein. Hierdurch kommt es im Verein mit dem oben geschilderten Verhalten der Fascia endothoracica zustande, daß die Intercostalgefäße in ihrem hinteren Abschnitt direkt unter der Pleura costalis liegen. Die Musculi intercostales externi beginnen direkt neben der Wirbelsäule und endigen an den Rippenknorpeln.

Von größter Bedeutung für die Thorakokaustik ist der Verlauf der Intercostalnerven sowie der Intercostalgefäße und der Vasa mammaria.

Die Nervi intercostales verlaufen unter der gleichnamigen Arterie in der Mitte des Intercostalraumes lateralwärts und nähern sich am Angulus costae der oberen Rippe. Sie ziehen dann an ihr hinten zwischen den Mm. intercostales externi und interni, vorne zwischen den beiden Schichten der letzteren bis zu den vorderen Enden der Rippenknochen und wenden sich dort wieder der Mitte des Zwischenrippenraumes zu.

Die Intercostalgefäße kommen aus zwei Quellgebieten, einmal aus der Aorta thoracica (Aa. intercostales posteriores) und zweitens aus der A. subclavia durch Vermittlung der A. mammaria interna (Aa. intercostales anteriores) und der Arteria intercostalis suprema. Beide Gefäßgebiete anastomosieren miteinander. Die Arteriae intercostales posteriores treten neben der Wirbelsäule an die Rippen heran und verlaufen im Sulcus costalis ventralwärts bis etwa zur Axillarlinie.

Gegen das Thoraxlumen wird die Arterie bedeckt durch die Mm. intercostales interni und die Fascia endothoracica, ventralwärts von der Linea axillaris dagegen tritt sie in den Intercostalraum und teilt sich häufig in einen oberen stärkeren und einen unteren schwächeren Ast, die im Intercostalraum ventralwärts verlaufen und sich mit den Aa. intercostales anteriores aus der Arteria mammaria verbinden (Corning).

Dorsalwärts von der Axillarlinie liegt die Arteria intercostalis also im Schutze der Rippenspangen, ventralwärts dagegen ungedeckt und, wenigstens mit ihrem Hauptaste, am unteren Rande der Rippe. Die Gefahr einer Verletzung der Arterie durch Einstich oder Einschnitt im Intercostalraum besteht also nur an der vorderen Hälfte des Thorax, deshalb muß man bei Punktionen ventral von der Axillarlinie den unteren Rippenrand vermeiden (Küttner, Abb. 15).

Die Venae intercostales münden links in die Vena hemiazygos bzw. hemiazygos accessoria. Diese verlaufen am Außenrande der Wirbelsäule. Die Vena hemiazygos accessoria hängt oben mit der Vena anonyma zusammen. Die Intercostalvenen der rechten Seite münden in die Vena azygos bzw. Vena intercostalis suprema dextra. Die Vena azygos verläuft im unteren Teil auf der Mitte der Wirbelsäule und tritt im oberen Teil an die Außenseite der

Wirbelkörper. Sie mündet in die Vena cava superior. Lateral und parallel zur Vena azygos bzw. hemiazygos verläuft der Truncus sympathicus.

Die untere Wand der Thoraxhöhle wird durch das von Fascia endothoracica und Pleura bedeckte Diaphragma gebildet. Es hat für die Thorakokaustik nur wenig Interesse.

Im Mediastinum finden sich das Herz, die großen Gefäße, die Trachea und die Speiseröhre. Eine genaue Analyse ist für die Thorakokaustik unnötig. Es genügt, hier zu sagen, daß das ganze mediale Gebiet ein Noli me tangere für

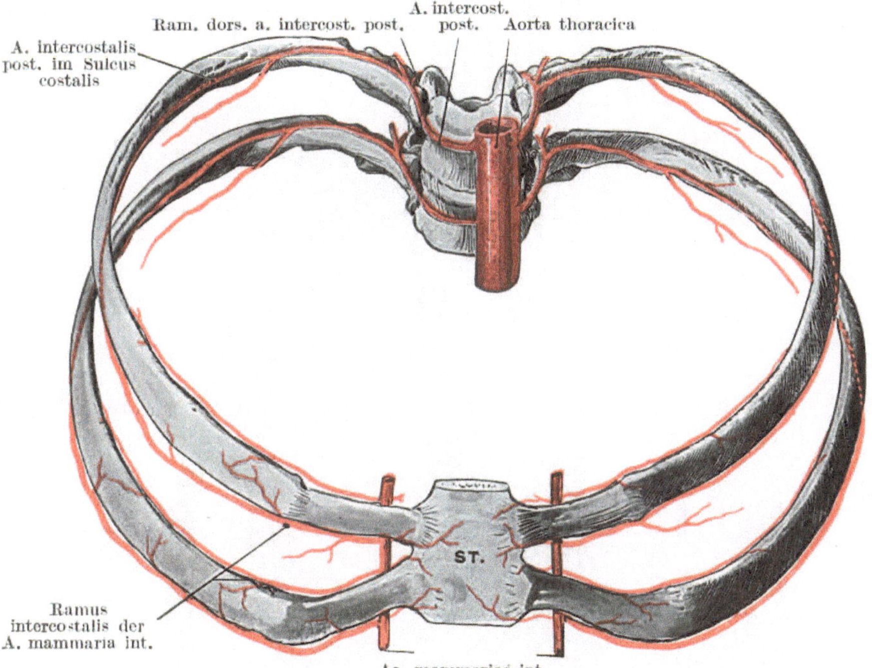

Abb. 15. Beziehungen der Intercostalarterien und ihrer Verzweigungen zu den Rippenbogen. (Halbschematisch.) Nach CORNING.

den Brenner darstellt. Einmal ist eine Lösung von Verwachsungen an dieser Stelle nicht notwendig, da sie infolge der Nähe des Hilus keine stärkere Behinderung für den Kollaps darstellen, andererseits kann natürlich jede Verletzung die unangenehmsten Folgen haben.

Eine genauere Besprechung erfordert dagegen die Pleurakuppel. Sie liegt im Niveau der ersten Rippe, an deren konkavem Innenrand sie durch eine aponeurotische Membran fest angeheftet ist. Diese Membran bedeckt häufig die ganze Kuppel, ist mit ihr innig verwachsen und durch derbe Bindegewebszüge an den Nachbarorganen wie Luftröhre, Speiseröhre und Wirbelsäule in sehr wechselnder Weise befestigt. Nach hinten zu steht sie durch glatte Muskelzüge mit den Querfortsätzen des 7. Halswirbels in Verbindung. Quergestreifte Muskelfasern der Scalenusgruppe aberrieren häufig an sie. Die Kuppel wölbt sich vom Rande der obersten Rippen und vom ersten Brustwirbel aus ein wenig in die Höhe. Medialwärts ist sie durch die genannten Befestigungen in ihrer Lage festgehalten (BRAUS). An der vorderen medialen Wand der Pleurakuppel wölben sich aus dem Mediastinum heraustretend rechts die Vena und Arteria anonyma, links die Vena anonyma und Arteria subclavia vor. Ihre Vorwölbung

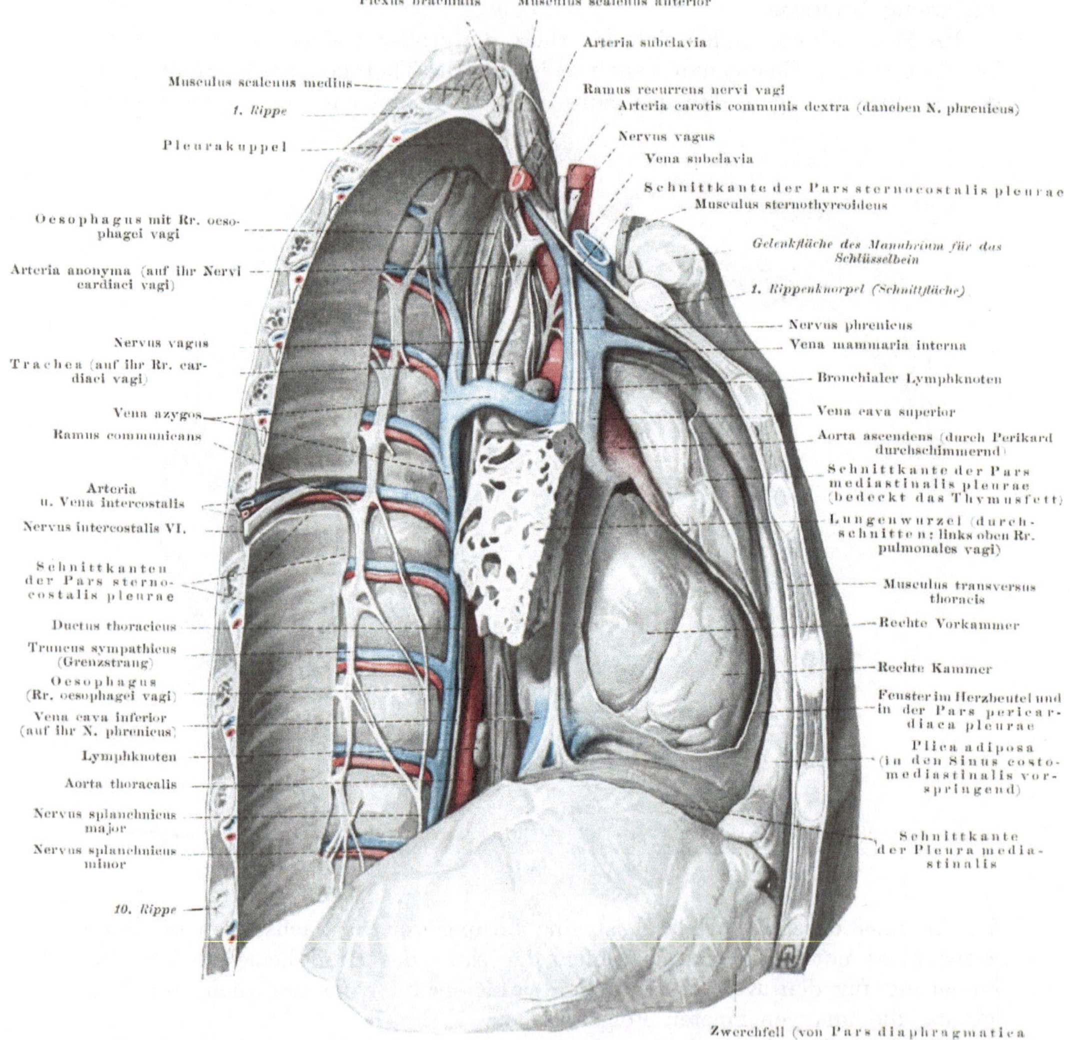

Abb. 16. Mediastinum von rechts gesehen. Die Rippen sind reseziert, die Lunge nahe der Wurzel abgeschnitten und die Pleura mediastinalis dextra von den Rippenköpfchen bis zum Brustbein entfernt, Fenster im Herzbeutel. Venen blau, Arterien rot. Nach BRAUS.

ist so stark, daß sie bekanntlich eine entsprechende Furche auf der Lungenoberfläche verursachen.

Schräg über die Vene verläuft der Nervus phrenicus.

Der Pleurakuppel liegt lateral der Plexus brachialis auf. Man muß sich hieran beim Brennen an dieser Stelle erinnern, da man sonst unangenehme Sensibilitätsstörungen und Neuralgien im Arm bekommen kann.

Auf eine Besprechung der normalen Lunge können wir hier verzichten und verweisen auf das im pathologisch-anatomischen Teil Gesagte.

Wie stellen sich diese Gebilde thorakoskopisch dar?

Geht man bei einem auf der gesunden Seite gelagerten Kranken mit einem geradsichtigen Thorakoskop in der mittleren Axillarlinie etwa im 5. Intercostalraum ein und schaut in Richtung auf den Tisch, so erblickt man die Lunge. Man erkennt deutlich die Läppchenzeichnung und die einzelnen Lappengrenzen. Der Oberlappen ist gewöhnlich beim Tuberkulösen von schiefriger Verfärbung, während der Unterlappen rosarot erscheint. Die Lunge ist in dauernder Bewegung, und zwar sind einmal geringe respiratorische Schwankungen und zweitens

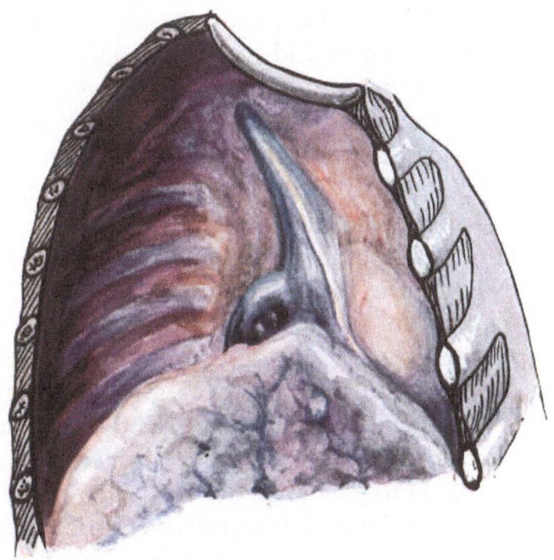

Abb. 17. Anatomische Übersicht. Die Lunge ist nach unten gezogen. Auf der V. cava superior, in die die V. azygos einmündet, liegt der Nervus phrenicus. Die Art. subclavia wulstet sich gering hinter der V. cava superior und der Vena subclavia, die aus dieser hervorgeht, vor. Hinter dem Sternum liegt der Herzbeutel, weiter oben die vordere schwache Stelle des Mediastinums.

eine Art pulsierender Bewegung vorhanden. Die Pulsation ist vom Herzen mitgeteilt und infolgedessen auf der linken Seite stärker. Sie überträgt sich auch auf evtl. Verwachsungsstränge, so daß diese eine deutliche Pulsation aufweisen können, ohne daß größere Gefäße darin enthalten zu sein brauchen. In den Lappenspalten finden sich häufig Verwachsungsstränge, die die Spalten überbrücken. Es sei hier gleich vorweggenommen, daß natürlich die Durchbrennung derartiger Adhäsionen keinen Zweck hat, und, da sie von beiden Seiten von Lungengewebe begrenzt sind, nicht ungefährlich ist. Durch Hin- und Herwenden kann man die ganze laterale Fläche der Lunge überblicken und den Lungenrand absuchen, während die medialen Partien nicht zu übersehen sind. Durch Vorbeigehen mit dem Thorakoskop am Lungenrand kann man sich nun die hintere Thoraxwand einstellen. Dies wird dadurch erleichtert, daß man den Kranken auf den Bauch legt (Ulrici). Hierdurch fällt die Lunge, der Schwere folgend, nach vorne und gibt die hinteren Rippenenden frei. Man erkennt deutlich die weißgelblichen Rippen und die frischrote Intercostalmuskulatur, in der man die einzelnen Fasern und Sehnenfäden deutlich unterscheiden kann. Ist der Raum vollkommen frei, so sieht man die als kleine Höcker vorspringenden

Rippenköpfchen. Auf der linken Seite entspricht ein bläulicher parallel der Wirbelsäule verlaufender Strang der Vena hemiazygos, während die Vena azygos in der rechten Thoraxhälfte meist nur in ihrem oberen Teile sichtbar ist. Ferner erkennt man deutlich die Einmündungsstellen der Venae intercostales und kann auf weite Strecken ihren Verlauf parallel den Rippen verfolgen. Die Arterien sind gewöhnlich infolge ihrer dicken weißlichen Wandungen nur zu ahnen. Den Truncus sympathicus haben wir nie zu Gesicht bekommen. Einmal konnten wir den Aortenbogen sowie den ganzen Verlauf der Aorta thoracalis genau beobachten. Sucht man jetzt, immer den sichtbaren Lungenrand im Auge behaltend, die Pleurakuppe ab, so sieht man an der medialen Seite ein rundes strangförmiges Gebilde von blauroter Farbe unter der Lungenspitze hervortreten und in der medialen Wand verschwinden. Man hat zuerst den Eindruck, daß es direkt von der Lunge ausginge, bei genauerem Hinsehen erkennt man aber, daß es nur eine Vorwölbung in der medialen Wand darstellt. Das Gebilde zeigt deutliche pulsatorische Bewegungen. Es handelt sich um die Vena anonyma. Neben ihr erkennt man oft auch noch die Arteria anonyma bzw. subclavia, die heller, fast weiß ist, und bei der man deutlich den Eindruck einer dickeren Wandung hat. Schräg über die Vene läuft ein gelblicher Strang, der dem Nervus phrenicus entspricht (Abb. 17). Dicht neben der Umschlagsfalte des Mediastinum erkennt man zwei dem Sternalrand parallel verlaufende bläuliche Streifen. Es sind die Vasa mammaria interna. Ihre Einmündungsstelle in die Vena subclavia ist oft gut zu erkennen. Nach vorn von der Einmündungsstelle springt das sternale Ende der Clavicula als heller Knopf vor. Gehen wir weiter nach unten, so sehen wir an der medialen Thoraxwand die sich wellenförmig bewegenden Vorhöfe und an der linken Seite den pulsierenden l. Ventrikel. Der Hilus ist meist durch darüber liegende Lunge verdeckt, doch ist bei gutem Kollaps der Übergang der Lunge in das Mediastinum zu erkennen. Dabei kann das obere Ende der Lungenwurzel in eine Falte ausgezogen sein, so daß es als Membran imponieren kann. Der untere Abschluß der Thoraxhöhle wird durch das Zwerchfell gebildet, das sich als eine fleischrote Kuppel, die auf ihrer Spitze eine etwa handtellergroße stahlblaue Stelle (Pars tendinea) trägt, darstellt.

C. Die pathologische Anatomie der Brusthöhle, insbesondere ihre Erscheinungsform im thorakoskopischen Bilde.

Die Grundlage zum Verständnis des thorakoskopischen Bildes, wie es sich in größter Mannigfaltigkeit bei jeder Thorakoskopie dem Auge darbietet, ist die pathologische Anatomie. Es muß also hier auf diese eingegangen werden. Es soll nicht die gesamte pathologische Anatomie der Pleurahöhle wiedergegeben werden, sondern nur das Wichtigste über die Entzündungsarten der Pleura und ihre Folgezustände, die pleuralen Verwachsungen, gesagt werden. Die Besprechung der Pathogenese der Verwachsungen kann ein gelegentliches Eingehen auf physiologische und pathologisch-physiologische Vorgänge bei der Atmung nicht entbehren.

I. Die pathologische Anatomie der Pleurahöhle.

1. Die Formen der Pleuritis, insbesondere die diffusen entzündlichen und mehr knotenförmigen tuberkulösen Pleuriditen.

a) Die Arten der Pleuritis.

Wir haben nach der Art des ausgeschwitzten Exsudates zwischen einer fibrinösen oder trockenen Pleuritis, einer Pleuritis sero-fibrinosa oder feuchten, und einer Pleuritis purulenta oder eitrigen zu unterscheiden.

Bei der Pleuritis fibrinosa ist die Pleura in mehr oder weniger dicker Schicht von einer fibrinösen Ausschwitzung bedeckt, wodurch deren Blätter leicht verkleben. Man findet sie oft bei der croupösen Pneumonie und bei tuberkulösen käsigen Pneumonien.

Der seröse Erguß bei der Pleuritis sero-fibrinosa ist mit Fibrinflocken oft in erheblicher Menge untermischt. Der Fibrinbelag der Pleura ist schwankend.

Die eitrige Pleuritis kann sich entweder aus der sero-fibrinösen durch Zunahme der Zellen entwickeln, oder der eitrige Charakter besteht von Anfang an. Ätiologisch kommen vor allem die Eitererreger in Betracht.

b) Die tuberkulösen Pleuritiden.

Bei den tuberkulösen Veränderungen der Pleura können zwei Typen unterschieden werden: 1. Die mehr knotenförmigen Erkrankungen und 2. die typischen, auch klinisch als entzündlich erscheinenden Pleuritiden.

Die knotenförmigen tuberkulösen Erkrankungen der Pleura finden sich gewöhnlich nicht im Verlauf der chronischen Lungentuberlukose, auch sind sie nicht von Nachbarorganen fortgeleitet, sondern sie kommen vor allem bei den Generalisationsformen der Tuberkulose zur Beobachtung. Die tuberkulösen Herde können sich in Form von Miliartuberkeln gleichmäßig diffus oder unregelmäßig verteilt auf den Pleurablättern der Lunge finden. Wichtig ist ihre gelegentlich großherdige platten- und leistenförmige Anordnung in verschiedener Ausdehnung und Verteilung auf der Pleura. Diese letztere herdförmige Pleuritis besteht aus käsigen Auflagerungen, die in manchen Fällen viel reichlicher an der Pleura costalis und diaphragmatica zu finden sind, als auf der Pleura pulmonalis. Mechanische Momente verhindern anscheinend die Ausbreitung dieser umschriebenen Pleuratuberkulosen und damit das Entstehen diffuser tuberkulöser Pleuritiden.

Bei der tuberkulösen Pleuritis wird das Auftreten von Tuberkeln von lebhaften entzündlichen Erscheinungen begleitet, und zwar von Exsudation und Gewebswucherung. Die Menge und Beschaffenheit des Exsudates können sehr verschieden sein. Das Exsudat ist bald serös, bald sero-fibrinös und hin und wieder hämorrhagisch. Entweder ist die Pleuritis eine Folge einer bestehenden fortschreitenden Lungentuberkulose oder sie tritt als selbständige Organerkrankung auf. Die 2. Verlaufsart ist die häufigere. Die Fibrinauflagerungen auf der Pleura führen zu Verklebungen der Pleurablätter. Die Fibrinmassen können verkäsen. Die Verkäsung kann sich über die ganze Pleurahöhle ausbreiten oder aber lokalisiert bleiben. Es können dann dicke beetartige käsige Wülste zustande kommen, die vor allem an der Costalpleura lokalisiert sind.

2. Die Verwachsungen als Folge der Pleuritis.

a) Die morphologische Einteilung der Verwachsungen.

Morphologisch teilt man die Verwachsungen ein in die Obliteratio pleurae, in die flächenhaften, membranösen und strangförmigen Verwachsungen.

Unter flächenhaften Verwachsungen verstehen wir Verlötungen der Pleurablätter und dadurch Fixierung der Lunge an die Brustwand in größerer Ausdehnung nach Länge und Breite. Ihre Ausdehnung unterliegt großen Schwankungen.

Die membranösen und strangförmigen Verwachsungen unterscheiden sich von den flächenhaften dadurch, daß sie zwischen der Lunge und Brustwand, in verschiedener Länge sich ausspannend, der Lunge und Brustwand schmäler aufsitzen, sonst allenthalben oder auf größere Strecken hin frei sind und die Lunge nur beschränkt fixieren. Die membranartigen Pleurasynechien sind schmal, können sich aber lang hinziehen. Sie können ein freies, bis auf ihre Brustwand- und Lungeninsertion allseitig gelöstes Ende haben, während das andere Ende in eine mehr flächenhafte Verwachsung übergeht. Es können aber auch beide Enden frei sein. Während wir bei einseitiger breiter Fixierung der Membran von segelförmigen Verwachsungen sprechen, werden die letzteren als isolierte Membranen bezeichnet. Die strangförmigen Pleuraverlötungen sind umschriebene, teils runde, teils in ihrem Querschnitt längsovale Bildungen. Ihre Dicke schwankt in breiten Grenzen. Sie können zwirnsfadendick bis über daumendick sein. Alle diese membranösen und strangförmigen Verwachsungen sind in verschiedenster Länge zwischen Lunge und Brustwand vor allem beim Pneumothorax ausgespannt.

b) Die Entstehung der Verwachsungen.

Im allgemeinen wird jede Pleuritis durch eine entzündliche Hyperämie eingeleitet. Das Serosaepithel zeigt Schwellung, Proliferation und wird in größerer Menge desquamiert. Die Lamellen der Pleura blättern sich auf und sind von Serum und Fibrin sowie Leukocyten durchsetzt. Die Oberfläche verliert ihren Glanz. Der Entzündungsprozeß kann zu jedem Zeitpunkt anhalten und sich zurückbilden. Je nach der Größe der entzündlichen Veränderungen werden die Heilungsvorgänge verschieden sein. Durch Regeneration der Deckepithelien kann sich alles ad integrum restituieren. In der Mehrzahl der Fälle wird eine Restitutio ad integrum nicht erfolgen, sondern es zur Organisation der Fibrinniederschläge und der Exsudatmassen kommen. Die diffusen Pleuritiden können so, wenn sie zur Heilung kommen, zu einer totalen Pleuraverwachsung führen. Die Heilungsvorgänge bei den diffusen Pleuritiden haben hier ein geringeres Interesse als die bei den umschriebenen Pleuraentzündungen. Durch diese entstehen entweder umschriebene weißliche Verdickungen der Pleura, die sogenannten Schwielen oder aber umschriebene Verwachsungen.

Zum Verständnis solcher Verwachsungen ist es notwendig, auf die näheren Vorgänge bei der Umbildung von Fibrinniederschlägen auf der Pleura durch Granulationsgewebe einzugehen. Wächst das gefäßreiche Granulationsgewebe in die fibrinösen Massen hinein, durch welche gegenüberliegende Flächen der Pleura verklebt sind, so können die Zellmassen und Gefäße, die sich in breiter Front oder zuweilen auch nur auf schmalen Brücken von hüben und drüben entgegenkommen, miteinander verwachsen, so daß nun die mehr und mehr zum

Schwund gelangende fibrinöse Verklebung durch zusammenhängende organisierte Masse ersetzt wird. Die Oberfläche des Granulationsgewebes wird mit einer Deckzellage bedeckt (KAUFMANN).

Entsprechend der verschiedenen Art, Intensität und Ausdehnung des Entzündungsprozesses kommen so in bezug auf den Aufbau der Verwachsungen zahlreiche graduelle Unterschiede zustande. Es braucht nicht immer eine zusammenhängende feste Granulationsschicht zu entstehen, die später in eine feste derbe Membran übergeht, vielmehr können Lücken im Fibrin auftreten oder Hohlräume zwischen der alten serösen Haut und dem neugebildeten Gewebe sich bilden, oder im letzteren restieren. Diese Lücken können durch kubische Deckzellen ausgekleidet werden, wodurch drüsenartige Bildungen entstehen. Je älter das Granulationsgewebe wird, desto mehr treten die cellulären Elemente und die Gefäße zurück. Die Verwachsungen werden blasser. Durch Verkürzung der Fibrillen schrumpft und verhärtet sich das Gewebe. Es wird Narbengewebe. Der innere Aufbau der Verwachsungen ist so einerseits abhängig von dem Verlauf des reparativen Heilungsprozesses und andererseits vom Alter der Strangbildungen. Endlich dürfte auch Art und Intensität des tuberkulösen Prozesses von Einfluß sein.

Wir gehen deshalb auf diese Unterschiede näher ein, weil man bei der Thorakokaustik oft, von der Breite der Verlötungen ganz unabhängig, die verschiedensten Grade von Derbheit und Festigkeit der Verwachsungen feststellen kann. Teils sind sie trotz einer Ansatzbreite von über Daumenbreite im Inneren ungemein locker aufgebaut — nach Durchtrennung der Deckzellschicht besteht dann das Innere der Verwachsungen aus feinsten kleinen Fäserchen, die sich bei Anführen des Brenners leicht lösen —, teils aber sind es ganz feste derbe Bildungen, deren Durchtrennung wesentlich langsamer vor sich geht.

Diese Verschiedenheit des Aufbaues hat wohl auch ACKERMANN (nach UNVERRICHT) dazu geführt, nicht nur eine entzündliche, sondern auch eine entzündungsfreie Entstehung der Verwachsungen anzunehmen. ACKERMANN unterscheidet zwei Arten von Verwachsungen der Pleurablätter: Erstens diffuse Adhäsionen, die aus einer umschriebenen oder mehr allgemeinen Pleuritis hervorgegangen sind, und zweitens ligamentöse Fäden, Stränge und Membranen, welche aus Bindegewebs- und Gefäßproliferation hervorgehen. Er nimmt an, daß es sich bei den letzteren nicht um einen entzündlichen Wucherungsprozeß handelt, sondern um einen Prozeß, der durch Parenchym- und Gefäßdefekte der Lunge ausgelöst wird.

Nach den heutigen Anschauungen sind aber alle Verwachsungen die Folge akuter exsudativer Entzündungen, die Folge der Organisation des entzündlichen Exsudates.

Während die bisherige Besprechung der Umbildung der Entzündungsprodukte durch Granulationsgewebe in Verwachsungen nur ganz allgemein die feineren Vorgänge hierbei berücksichtigte, bedarf die Verwachsungsbildung, vor allem die Entstehung umschriebener Verwachsungen im Laufe der chronischen Lungentuberkulose einer besonderen Erörterung.

Nicht jede diffuse tuberkulöse Pleuritis braucht zur Verklebung der Pleurablätter und anschließend daran durch Organisation zur Verwachsung dieser zu führen, sondern durch Resorption des Exsudates kann es zur Heilung kommen. In der Mehrzahl der Fälle werden jedoch die Exsudatmassen durch unspezifisches oder durch spezifisches Granulationsgewebe ersetzt. War es zur Bildung spezifischen Granulationsgewebes gekommen, so können in den endgültigen Verwachsungen Käsemassen eingeschlossen sein. Als Endeffekt resultiert oft eine sehr derbe, gelegentlich bis 1 und mehr Zentimeter dicke Schwarte.

Die umschriebenen Verwachsungen, die bei chronischen Lungentuberkulosen so ungemein häufig vorkommen, sind gewöhnlich Folgezustände von Entzündungen der Pleura über intrapulmonalen Herden. Das Bemerkenswerte an diesen umschriebenen und schnell zur Verwachsung führenden Pleuritiden ist, daß eine Ausbreitung der Infektion über die Stelle der örtlichen Entzündung hinaus auf die ganze Pleurahöhle nicht stattfindet.

Es gibt 2 Entstehungsmodi der umschriebenen Pleuritis über tuberkulösen Herden: 1. kann, wenn das tuberkulöse Virus die Pleura erreicht[1], eine tuberkulöse Entzündung der Pleura zustande kommen. Bei der Thorakoskopie bekommt man relativ häufig tuberkulöse subpleural gelegene Efflorescenzen zu Gesicht, die nur zu einer geringen Veränderung der Pleura geführt haben. Zu einer tuberkulösen Pleuritis ist es noch nicht gekommen. Die Verwachsungen, die aus solchen umschriebenen tuberkulösen Pleuritiden entstehen, müssen Veränderungen, die für die Tuberkulose charakteristisch sind, enthalten. Man wird Tuberkelknötchen, evtl. tuberkulösen Käse und Tuberkelbacillen in ihnen finden. Von JACOBAEUS, BRAUER und UNVERRICHT wurde über Verwachsungen strangförmiger Art berichtet, in welchen sich Ausläufer von Kavernen fanden. In dem Falle, den BRAUER mitteilte, reichte die Kavernenausstülpung bis tief in die Brust hinein. SIMON hat kürzlich auf die Entstehung von Rippencaries durch Kontinuitätswachstum aufmerksam gemacht.

Diesen Verwachsungen, die Träger spezifisch tuberkulöser Veränderungen sind, stehen nun 2. solche gegenüber, in welchen man histologisch für gewöhnlich überhaupt keine für Tuberkulose charakteristischen Bildungen findet. HUEBSCHMANN erhob diese Befunde vor allem an den frischen und gefäßreichen Verwachsungen, aber auch an den ganz frischen fibrinösen Auflagerungen ohne oder mit beginnender Organisation, trotzdem sie mit tuberkulösen intrapulmonalen Herden in engster Beziehung standen. Wie ist ihre Genese zu erklären? Zweifellos handelt es sich dabei um richtige auf die Pleura fortgeleitete perifokale oder kollaterale Entzündungen. Wenn man für eine solche nicht nur Stoffwechselprodukte der Tuberkelbacillen selbst, sondern auch abnorme Umsatzprodukte der geweblichen Reaktion im tuberkulösen Herd verantwortlich macht, so sind in der Tat für die Wirksamkeit solcher Stoffe hier die besten Bedingungen gegeben. Bei jeder Lungentuberkulose müssen solche Stoffe in reichlichem Maße an die Pleuraoberfläche hin ausgeschieden werden. HUEBSCHMANN bringt auch die initialen tuberkulösen Pleuritiden mit solchen Vorgängen in Verbindung.

Endlich muß das — wenn auch seltene — Vorhandensein morphologisch unspezifischer Pleuritiden angenommen werden, die, unabhängig von tuberkulösen Lungenherden, mithin ohne perifokal zu sein, doch als tuberkulöse Pleuritiden zu bezeichnen sind. Es handelt sich hier um Veränderungen, die in das Krankheitsbild der Polyserositis gehören[2].

---

[1] HUEBSCHMANN macht noch den Zusatz „und dort Reaktionsverhältnisse vorfindet, die die Entstehung eines spezifischen Prozesses gestattet“.

[2] Diese dritte Gruppe wird auch von PAGEL in seiner Darstellung der Lungentuberkulose im Handbuch der speziellen pathologischen Anatomie und Histologie, Band III, 2. Teil (noch in der Herstellung), herausgegeben von F. HENKE und O. LUBARSCH, Berlin: Julius Springer, unter den tuberkulösen Pleuritiden aufgeführt.

Bei den umschriebenen Pleuritiden infolge direkten Übergreifens der Tuberkulose auf die Pleura oder infolge einer kollateralen Entzündung kommt es zu auffällig geringer Exsudatbildung. Meist entstehen nur umschriebene Fibrinauflagerungen. Gelegentlich scheint es jedoch zur Bildung kleinerer Mengen von Exsudat zu kommen, die infolge des Atemmechanismus eine Verschleppung erfahren. Wir schließen dies aus der manchmal recht eigenartigen Anordnung der Verwachsungen. Auf dieses wird weiter hinten näher einzugehen sein.

Der innere Aufbau der Verwachsungen ist so nach den vorhergehenden Erörterungen abhängig vom Grade der Entzündung, vom Alter der Verwachsungen und von der Art der der Entzündung zugrunde liegenden Erkrankung. Die umschriebenen Verwachsungen bei der chronischen Lungentuberkulose können spezifische tuberkulöse Veränderungen enthalten oder sie können davon frei sein. Zwischen diesen beiden Verwachsungsarten wird es mit dem Fortschreiten des tuberkulösen Lungenprozesses Übergänge geben.

c) Die Histologie der Verwachsungen.

Die folgenden Erörterungen beziehen sich vorwiegend auf membranöse und strangförmige isolierte Verwachsungen, solche Verwachsungen, die für die Thorakokaustik von Interesse sind. Da diese aber bisher ausnahmslos im Rahmen der Phthisiotherapie gehandhabt wird, wird die Behandlung von Verwachsungen auf tuberkulöser Grundlage von besonderem Interesse sein. Entsprechend der verschiedenen Entstehungsart der umschriebenen Verwachsungen bei der chronischen Lungentuberkulose, und zwar 1. infolge direktem Übergreifens der Tuberkulose auf die Pleurablätter und 2. infolge perifokaler oder kollateraler Entzündung um den tuberkulösen intrapulmonalen Herd, findet man in diesen Verwachsungen ganz verschiedene Verhältnisse vor.

α) Verwachsungen infolge perifokaler Entzündung um den tuberkulösen Herd.

Diese Strangbildungen bestehen aus Bindegewebsbündeln, in die Gefäße eingelagert sind. Der Gefäßgehalt ist vom Alter der Verwachsungen abhängig. Die Gefäße zeigen eine ziemliche Verdickung der Muscularis. Die Größe der Gefäße ist schwankend, meist ist sie jedoch nicht erheblich. Größere Gefäße werden selten gefunden. Das Bindegewebe ist von einer Deckzellage beiderseits überzogen. Spezifisches tuberkulöses Gewebe ist in solchen Verwachsungen nicht nachweisbar. Von großer Bedeutung für die Länge und den inneren Aufbau der Verwachsungen ist die Dauer der Pneumothoraxbehandlung. Durch diese werden die Pleuraverlötungen allmählich gedehnt und hierdurch wohl auch verschmälert. Meist ist die thorakale und pulmonale Ansatzstelle von längeren Strängen breiter als der mittlere Abschnitt der Verwachsung selbst.

Eine solche Verwachsung mit pulmonal breitem und schmälerem mittleren Strangabschnitt ist in Abb. 18 wiedergegeben. Es ergeben sich folgende Verhältnisse (Prosektor Dr. Pagel):

Der Strang besteht aus einem Grundgewebe von leimgebenden Bindegewebsfasern, dem in den zentralen Schichten nicht unwesentliche Mengen elastischen Bindegewebes beigemengt sind. Diese elastischen Fasern scheinen ihren Ausgang zu nehmen von der Adventitia langgestreckter arterieller Gefäße mit schmalen, wie zusammengedrückten

Lichtungen und deutlich verdickter Intima. Entsprechend dem ausschließlichen Vorhandensein der Gefäße in der zentralen Schicht des Stranges befinden sich die elastischen Faserlagen ebenfalls lediglich in der Mittelschicht des Stranges. Die elastischen Fasersysteme hängen mit denen der Pleura zusammen.

Auch JACOBAEUS und UNVERRICHT fanden in solchen Strängen elastische Fasern, welche das längs verlaufende Bindegewebe stark durchsetzen. Diese elastischen Fasern sind nach UNVERRICHT anscheinend neugebildet und entstammen nicht, wie JACOBAEUS annimmt, dem Stützgewebe der Lunge.

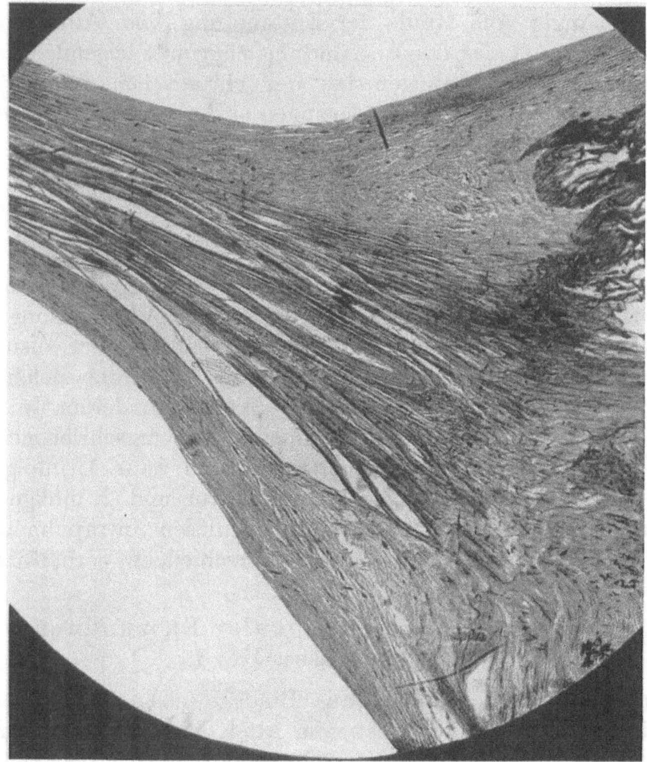

Abb. 18. Rein bindegewebiger Strang.

β) Verwachsungen infolge direkten Übergreifens des tuberkulösen Prozesses auf die Pleurablätter.

Diese Verwachsungen sind Träger der für die Tuberkulose charakteristischen Veränderungen. Allerdings dürfte bei Eintritt echter Verwachsungs- und Strangbildung — nicht nur fibröser Verklebung — bereits ein straffes Bindegewebe gebildet sein, dem gemeinhin nicht mehr die Entstehung aus richtigem tuberkulösen Gewebe anzusehen sein dürfte. Von diesem primär tuberkulösen Stranggewebe ist natürlich die sekundäre Besiedlung eines rein bindegewebigen Stranges mit tuberkulös käsigem Granulationsgewebe zu unterscheiden. Das letztere geben wir in Abb. 19 wieder.

Die Verhältnisse sind folgende:

Der Strang bietet dieselben Verhältnisse, wie der vorige. Er ist jedoch zu beiden Seiten mit einer dicken Käseschicht belegt, unterhalb der aus zahlreichen Riesenzelltuberkeln bestehendes Gewebe in das Grundgewebe des Stranges zerstörend eindringt und besonders die Mittelschicht des letzteren besetzt hat. Die Tuberkel zeigen hier häufig ein Zentrum aus dicken hyalinen Bindegewebsfasern, um die sich herum die Riesenzellen zierlich anordnen.

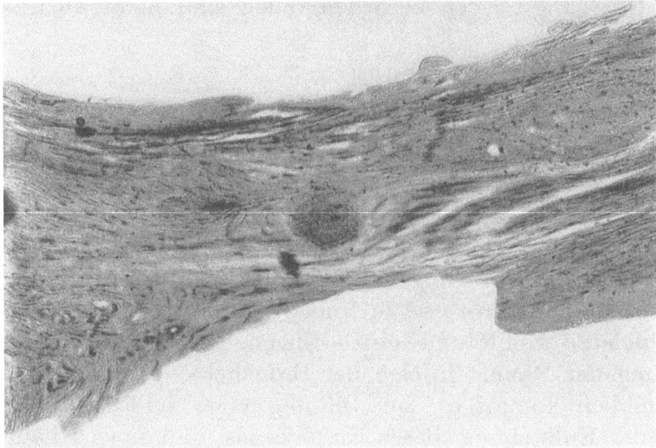

Abb. 19. Strangförmige Adhäsion mit käsiger Pleuritis und tuberkulösem Gewebe im Stranginnern.

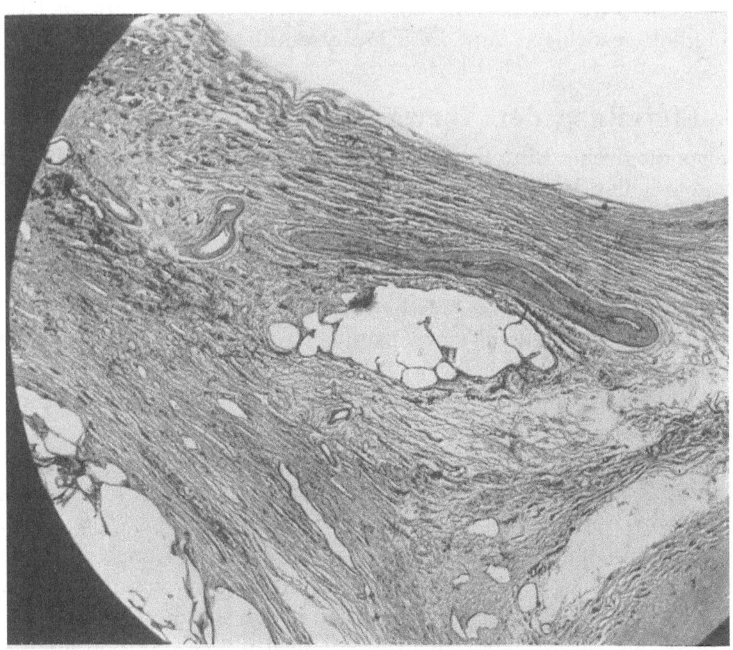

Abb. 20. Parenchymatöser Strang.

Ein parenchymatöser Strang ist in Abb. 20 dargestellt.

Dieser Strang ist erheblich breiter als die beiden vorhergehenden. Er besteht aus mehr lockerem Bindegewebe mit reichlich elastischen Fasern und Faserresten in allen Teilen, zahlreichen Arterien und Haargefäßen mit z. T. recht weiter Lichtung. Stellenweise finden sich auch reichlicher knötchenförmige Ansammlungen von Lymphocyten. An einer Stelle besteht eine Einsprengung emphysematösen Lungengewebes, in dessen Bereich eine auffallende Vermehrung der elastischen Fasern vorhanden ist.

Beide Typen von Verwachsungsbildungen können bei demselben Kranken vorkommen. Übergangsformen zwischen ihnen sind nicht allzu selten.

Anhang.

Das umschriebene sekundäre bullöse Emphysem.

An dieser Stelle, besonders im Anschluß an die Abb. 20 sei das umschriebene Lungenemphysem, das bei der Thorakoskopie nicht selten vor allem im Bereich des Lungenspitzengeschosses zu beobachten ist, erwähnt (sog. Spitzennarbenblasen B. FISCHER-WASELS). Es entsteht allmählich aus vikariierend geblähten Alveolen, in deren Umgebung verödetes Lungenparenchym, besonders aber fibröse tuberkulöse Prozesse zu finden sind. Die Inspirationsluft vermag in die vorgebildeten Hohlräume einzudringen, die Exspiration bringt jedoch eine Entleerung der Räume infolge der Bronchostenose nicht mehr ganz zustande. Allmählich kommt es zur Bildung eines bullösen Emphysems. Es entspricht so der Entstehung dieses Emphysems, daß es sich häufig gegen das umgebende verödete Narbengewebe scharf absetzt und die Blasen stark vorspringen. Ist aber die Emphysemblase vom Bronchialbaum langsam abstranguliert und so die Luftzufuhr abgesperrt, so wird die Luft im Inneren der Blase allmählich resorbiert und die Emphysemblase schwindet.

3. Einteilung der Verwachsungen nach ihrer Lage.

Die morphologische Einteilung der Verwachsungen wurde weiter oben gegeben. Die partiellen Verlötungen im Bereiche der Pleurahöhle, also die flächenhaften, membranösen und strangförmigen Verwachsungen, führen meist zu einer Fixierung der Lunge an die die Pleurahöhle umgebenden Wände (Rippenanteil, Zwerchfell, Mediastinum). Jedoch kommen auch Verwachsungen zwischen den Lungenlappen selbst ohne Mitbeteiligung der Pleura parietalis vor. In gewissen Fällen werden auch Verwachsungen nur im Bereich der Pleura parietalis beobachtet, so zwischen Zwerchfell und Rippenanteil im Sinus phrenicocostalis, oder leistenbildende Verwachsungen, einen Teil der Krümmung der Rippenbögen abschneidend, ohne Mitbeteiligung der Lunge. Wir unterscheiden demnach Verwachsungen: 1. zwischen Pleura visceralis und Pleura parietalis (Rippenanteil, Zwerchfell, Mediastinum), 2. zwischen den Lungenlappen und 3. solche nur im Bereich der Pleura parietalis.

Am wichtigsten sind diejenigen, die sich zwischen Lunge und Brustwand ausspannen. Allen diesen Verwachsungen ist ihr Abgang von der Lunge gemeinsam, ihr Ansatz aber ist verschieden: entweder im Bereich der Brustkorbwandung oder des Zwerchfells oder des Mediastinums. Wir können so unterscheiden: 1. Nach der Brustwand ziehende Verwachsungen, kürzer: Lungen-Brustwandverwachsungen und 2. zum Zwerchfell ziehende Pleuraverlötungen, kürzer: die diaphragmatikalen Adhäsionen und endlich 3. die zum Mediastinum hinführenden Verwachsungen, die mediastinalen. Hier sind die Lungen-Zwerchfell- und die Lungen-Mediastinum-Verwachsungen von geringerer Bedeutung und werden dementsprechend wesentlich kürzer behandelt, während die Lungen-

Brustwandverwachsungen ein großes Interesse beanspruchen. Die weitere Unterteilung gerade dieser letzteren Verwachsungen stößt auf gewisse Schwierigkeiten. Bei der Thorakoskopie kann die Ansatzstelle von umschriebenen Verwachsungen, bei den Membranen ist es hin und wieder schwieriger, an der Brustwand meist leicht bestimmt werden, während die exakte Feststellung der Abgangsstelle von der Lunge insofern auf Schwierigkeiten stößt, als die Lungenteile, vor allem der Oberlappen, oft stark und nicht immer gleichmäßig retrahiert sind und die Lunge ihre Lage je nach der Lagerung des Kranken im Brustkorb verändert. Da aber ursprünglich bei der Entstehung der Verwachsung infolge der umschriebenen Pleuritis Ansatz- und Abgangsstelle in nahezu gleicher Höhe an den beiden Pleurablättern liegen, so kann aus der costalen Ansatzstelle auf die genauere Lage des Lungenabgangs geschlossen werden. Es ist also durchaus berechtigt, wenn wir die Verwachsungen, die sich zwischen Lunge und Brustwand ausspannen, in Anlehnung an ASCHOFF in großen Zügen auch nach ihrer Abgangsstelle von der Lunge bezeichnen und nicht nur die costalen Ansatzpunkte berücksichtigen. Wir sind uns aber bewußt, daß bei der Thorakoskopie die Eingruppierung der einzelnen Strangbildungen in folgende Gruppen erst nach einigen Überlegungen möglich ist. Wir teilen so die partiellen Lungen-Brustwandsynechien je nach ihrer Beziehung zu den Lungengeschossen ein. (Später werden wir ihre Beziehung zu den einzelnen Lungenlappen berücksichtigen.) Wir unterscheiden so: Spitzen-, Ober-, Mittel- und Untergeschoßverwachsungen.

Die *Spitzengeschoßverwachsungen* gehen bei größerer Ausdehnung fließend in die *Obergeschoßverwachsungen* über. Dehnen sie sich noch mehr flächenhaft aus, so sind sie vor allem und in besonderer Stärke in den paravertebralen Gebieten zu finden. Diese flächenhaften *paravertebralen* Verwachsungen kommen in Verbindung mit den Obergeschoßverwachsungen vor, sind aber auch für sich allein zu beobachten. Alle diese Verwachsungen können in fließenden Übergängen flächenhaft, membranös oder strangförmig sein. Charakteristisch für das Lungenobergeschoß sind bei der Lungentuberkulose die zerstreut sich findenden strangförmigen Verwachsungen.

Die *Lungenmittelgeschoßverwachsungen*, die sich auf das *Untergeschoß* ausdehnen können, haben vielfach eine ganz besondere Gruppierung. Sie sind reihenförmig angeordnet und folgen den Rippen bzw. den Rippenzwischenräumen. ASCHOFF bezeichnet sie als *costale Verwachsungen*. Sie sind vor allem seitlich und vorne lokalisiert. Infolge ihrer reihenförmigen Anordnung können sie leicht mit den Verwachsungen im Bereich der Lappenspalten verwechselt werden.

Die *Verwachsungen zwischen den Lungenlappen*, bald membranartig, bald mehr strangförmig, sitzen meist am vorderen Rande der Lungenlappen und bilden oft spinnengewebsartige zarte Häutchen. Oft sind nur noch Spuren solcher Verwachsungen an den vorderen Rändern der Lungenlappen in Form von fein- und grobzottigen Auswüchsen zu finden. Die Randverwachsungen können Zelte bilden. Diese *zeltdachförmigen Lappengrenzverwachsungen* sind besonders rechts an der Grenze zwischen Ober- und Mittellappen zu finden. Die in Anlehnung an die Lappenspalten entstehenden Verwachsungen können sich, und dies wieder vor allem rechts, zwischen Ober- und Mittellappen, flächenhaft ausdehnen. ASCHOFF bezeichnet sie als die *flächenhaften Lappengrenzverwachsungen*.

Noch kurz sei auf die im Gegensatz zu den Spitzen- und Obergeschoßverwachsungen stehenden *Lungenzwerchfelladhärenzen* hingewiesen, die für sich allein oder aber mit paravertebralen Verwachsungen aufsteigenden Charakters vorkommen.

Die *nur im Bereich der Pleura parietalis befindlichen Verwachsungen* sitzen meist im Sinus, aber auch seitlich an der Brustwand. Über die sehr merkwürdige Erscheinungsform der letzteren im thorakoskopischen Bilde wird weiter hinten zu berichten sein.

Alle diese Verwachsungen variieren in ihrer Größe sehr. Je mehr sie sich ausdehnen und miteinander verschmelzen, um so mehr entsteht das Bild der völligen Verödung des Pleuraraumes. Aus der Vielgestaltigkeit der Verwachsungslokalisation erklärt sich die so mannigfache Lage und Form des partiellen Pneumothorax.

4. Die bevorzugten Lokalisationen der Verwachsungen und deren Ursachen.

Die Entstehung der Verwachsungen aus Entzündungsprodukten wurde weiter oben beschrieben. Es wurde auf die enge Beziehung zwischen den umschriebenen Pleuraverwachsungen und den tuberkulösen Herden bei der chronischen Lungentuberkulose hingewiesen. Die meist im Bereich des Obergeschoßes zerstreut sich findenden strangförmigen Verwachsungen sind nämlich vorwiegend über tuberkulösen Herden entstanden. Ihre Lokalisation wird sich so im engen Anschluß an die Prädilektionsstellen des tuberkulösen Prozesses in den Lungen bewegen. Wir haben in etwa 70 Fällen die Ansatzstelle solcher strangförmiger Verwachsungen thorakoskopisch genau bestimmt. Unsere Befunde seien im folgenden wiedergegeben (s. Abb. 21). Wir fanden 95% aller strangförmigen Verwachsungen im Bereich der Oberlappen. Das Spitzengeschoß beteiligt sich mit 29% an der Gesamtzahl. Am häufigsten fanden wir die Strangansätze im Bereich des Abschnittes, der oben von der 2., unten von der 4. Rippe, vorne und hinten durch die vordere und hintere Axillarlinie begrenzt ist. In diesem Abschnitt inserierten 32% aller strangförmigen Adhäsionen. Eine weitere bevorzugte Lokalisationsstelle ist das Gebiet, das oben durch die 3., unten durch die 4. Rippe, vorne und hinten durch die Scapularlinie und Wirbelsäule umrissen ist. Hier fanden wir 29% der Stranginsertionen. Eigentümlicherweise steht die Beteiligung der nach hinten gelegenen Partien der Spitzenkuppe bedeutend hinter derjenigen des vorderen Abschnittes zurück. Erst von der 2. Rippe paravertebral abwärts, vor allem im Bereich der 3. und 4. Rippe fanden wir Insertionen von Strängen in größerer Häufigkeit (29%). Die 4. Rippe rechts, links die 5. Rippe stellt die Begrenzungslinie nach unten des Großteils aller strangförmigen Verwachsungen bei der chronischen Lungentuberkulose dar. Diese Befunde wurden bei relativen Frühstadien der Lungentuberkulose gefunden. Untersuchungen bei weit vorgeschrittenen Tuberkulosen können ein größeres Ausbreitungsgebiet ergeben. Unsere Befunde stimmen mit den bevorzugten Lokalisationsgebieten der chronischen Lungentuberkulose im großen und ganzen überein. Aus den angegebenen Brustabschnitten ist die Lokalisation der intrapulmonalen Herde zu ersehen. Diese bevorzugten Gebiete sind: Lungenspitzengeschoß, die lateralen infraclaviculär gelegenen Abschnitte im Bereich des Oberlappens und endlich die Spitze des Unterlappens.

Bei den Membranen fanden wir, daß 80% dieser oberhalb der 4. und 5. Rippe gelegen sind. Ein Herabreichen bis zur 6. Rippe ist nicht allzu selten (20%). Nach der Verlaufsrichtung der Membranen kann man diese in folgende Gruppen einteilen (s. Abb. 21): 1. Entlang den Rippen oder den Intercostalräumen verlaufende Membranen. Sie sind meist nur 3—4 cm lang, manchmal aber auch viel länger. Ihre häufigste Lokalisation findet man hinten in der Scapularlinie. 2. Senkrecht zu den Rippen über die Intercostalräume hinziehende Membranen. Sie können z. T. recht lang sein, mehrere Intercostalräume überquerend. In der Abb. 22 ist diese Verlaufsform ersichtlich. Es besteht nicht selten eine Ausdehnung von der 4. Rippe bis zur Spitzenkuppe. Ihre Lokalisation ist mannigfach. Am häufigsten findet man sie in der mittleren Axillarlinie von der 4. oder 5. Rippe aufwärts ziehend. Sie sitzen beim Pneumothorax dem Lungenobergeschoß sichelförmig auf. Aber auch in der Mamillarlinie findet man meist kürzere solche Verwachsungsbänder. Die 3. Verlaufsrichtung geht von der 4. Rippe im Bereich der hinteren Axillarlinie schräg nach vorne oben, das Obergeschoß, die Intercostalräume schräg überquerend, zur 1. und 2. Rippe im Bereich der vorderen Axillar- oder Mamillarlinie. Membranen dieses Verlaufes sind recht häufig. Nur selten fanden wir bandförmige Verwachsungen, die parallel oberhalb des Interlobärspaltes hinzogen. Spitzengeschoßmembranen sind häufig. Lappengrenzverwachsungen kamen in diesen Fällen nicht zur Beobachtung.

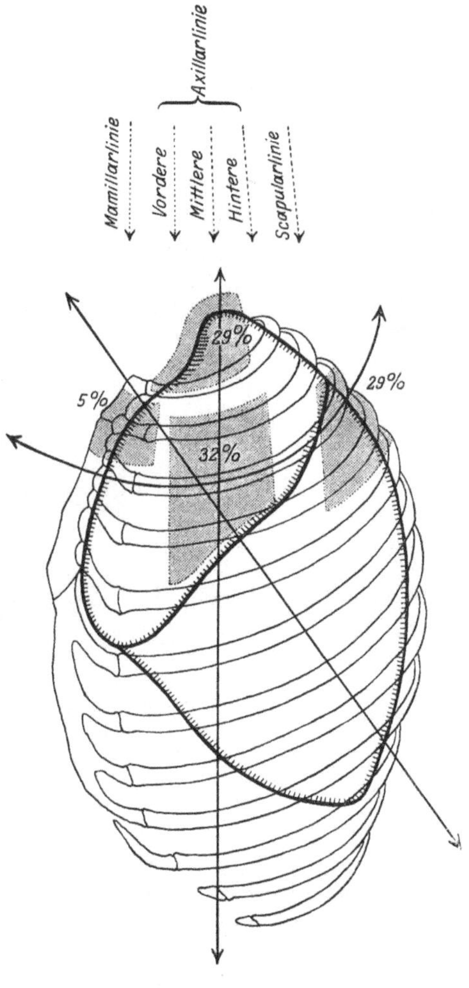

Abb. 21.
Schematische Darstellung der hauptsächlichsten Strang- und Bandinsertionen.

Wir erheben nicht den Anspruch, alle Verlaufsrichtungen der Membranen im Vorhergehenden wiedergegeben zu haben. Aus unserem Material jedoch gehen diese Verlaufsarten als die typischen hervor.

Die Membranen stehen ebenso wie die strangförmigen Verwachsungen insofern mit dem tuberkulösen Herd in enger Verbindung, als entweder durch eine kollaterale Entzündung oder durch direktes Übergreifen des endopulmonalen Prozesses auf die Pleura die ihrer Entstehung vorhergehende Pleuritis zustande kommt. Ihre eigenartige Anordnung jedoch — wir denken hier vor allem an diejenigen, die entlang den Rippen und Intercostalräumen manchmal reihenförmig angeordnet hinziehen — läßt vermuten, daß noch andere Momente als nur der tuberkulöse Herd ihre Lokalisation bestimmen.

Es sei kurz auf die interessanten Überlegungen ASCHOFFS über die gesetzmäßige Lokalisation der Verwachsungen hingewiesen. Er berücksichtigte vor allen Dingen Verwachsungen, die völlig unabhängig von tuberkulösen Herden, ja sogar von einer tuberkulösen Infektion überhaupt, zur Beobachtung kamen. Zwei Grundbedingungen sind vor allem dafür maßgebend, daß überhaupt umschriebene Verwachsungen entstehen können: 1. eine gewisse Ruhe der erkrankten Organe und 2. die Ausschwitzung nicht allzu großer Mengen Exsudates. Die erste der beiden Bedingungen wird durch die reflektorische Ruhigstellung der erkrankten Brustseite erfüllt. Eine völlige Stillstellung der Lunge wird jedoch durch diese niemals hervorgerufen. Große Exsudatmassen müssen infolge der eigenen Schwere die Pleurahöhle, vorausgesetzt, daß sie nicht verödet ist, eröffnen. Kleinere Mengen von Exsudat dagegen, die ebenfalls dem Zug der Schwere unterliegen, werden sich wegen ihres geringen Gewichtes nur langsam nach abwärts bewegen.

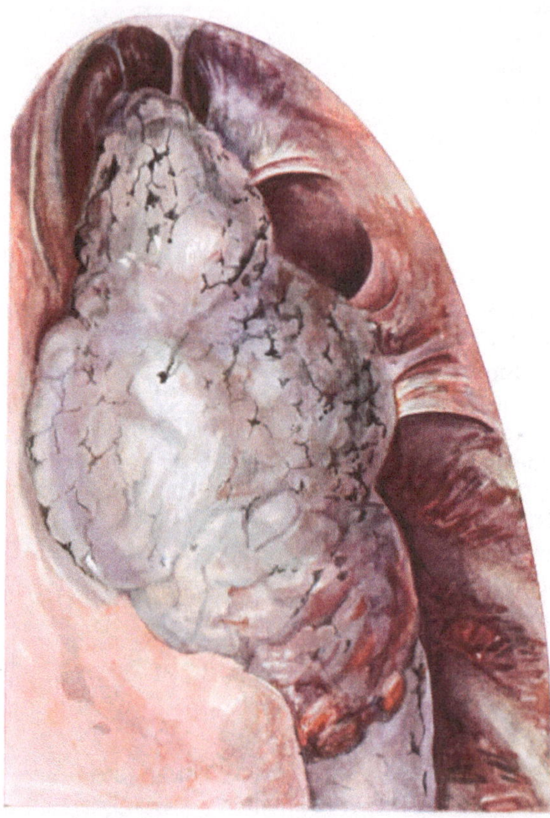

Abb. 22. Situs der linken Brusthöhle von einem 54 jährigen Mann. Der Pneumothorax wurde erst postmortal angelegt. Die membranösen Strangbildungen überqueren die Intercostalräume und inserieren im Bereich der hinteren Axillarlinie seitlich an der Brustwand; sie sind scharf von der Lungenoberfläche abgesetzt. Ihre Länge entspricht etwa der Breite eines Rippenbandes. Mediastinal zieht die Art. subclavia als kleinfingerdicker Wulst zur Spitze. Vor ihr liegt der N. phrenicus. Die Pleura visceralis ist nicht wesentlich verändert. Für das Bestehen ausgedehnter tuberkulöser Veränderungen gibt die Betrachtung der Lungenoberfläche keinen Anhaltspunkt. Die Sektion ergab aber schwerste tuberkulöse Prozesse, so vor allem in der kugeligen Vorwölbung, an der die untere Membran ansetzt. In dieser war eine kleinapfelgroße Kaverne eingebettet.

Die Respirationsbewegungen können auf die geringen Exsudatmengen einen Einfluß nun ausüben, wodurch eine Verschleppung des Exsudates zustande kommt. Hierdurch werden besondere Prädilektionsstellen für kleine Exsudatansammlungen geschaffen.

Bei der Inspiration vergrößert sich der Brustkorb im oberen Teile ausschließlich nach vorne, in dem unteren Abschnitt zunehmend nach den Seiten hin. Die Grenze zwischen diesen beiden Gebieten verläuft schräg von hinten oben nach vorne unten etwa dem Verlauf der Interlobärspalte zwischen Ober- und Unterlappen entsprechend. Der Oberlappen, der in der Spitze eine

Behinderung für seine Ausdehnung findet, gleitet bei der Inspiration auf der schrägen Vorderfläche des Unterlappens nach vorne abwärts. Seine Spitze bekommt so die Möglichkeit zur Ausdehnung. Umgekehrt gleitet der Unterlappen bei der Inspiration im Bereich des Interlobiums nach aufwärts. Er vermag so dem inspiratorischen Tiefertreten des Zwerchfelles besser zu folgen. Durch dieses Gleiten der Lungenoberflächen entstehen Aspirationskräfte, die die Verschleppung der kleinen Flüssigkeitsmengen im Pleuraraum verursachen. Die Aspiration findet im Bereich der Lungenspitze wenig, ausgesprochener an den zugeschärften Rändern der Lungenlappen, vor allem der Unterlappen statt. In diesen Abschnitten bilden sich daher kleinere Ansammlungen von Exsudat, in welchen sehr schnell Fibringerinnung eintritt. Hierdurch werden die feinkörnigen und feinzottigen Fibrinbeläge erklärlich, die sich bei sonst spiegelnden Lungenpleuren ausgerechnet am Randsaum der Lappen finden. In den Lappenspalten können die Entzündungsprodukte retiniert bleiben.

Durch diese Vorgänge sind die späteren Verwachsungen — wenn wir ganz von der Tuberkulose absehen — im Bereiche der Spitze an den Rändern der Oberlappen und Unterlappen und im Verlauf der Rippen sehr wohl zu verstehen. In den Intercostalräumen oder aber am unteren Rande der Rippen ist die Möglichkeit der Exsudatansammlung insofern gegeben, als die Rippen etwas über das Niveau der übrigen Brustwand hervorragen. Ebenso wie es im Bereich der Intercostalräume zur Ausbildung der anthrakotischen Pigmentstreifen kommt, ebenso findet in den Nischen an den unteren Rändern der Rippen eine Ansammlung von Exsudat statt. Dieses gerinnt schnell und aus seinen Niederschlägen entstehen die den Rippen entlang verlaufenden Verwachsungen.

Wenn wir zu den Vorgängen bei der Lungentuberkulose zurückkehren, so sei nochmals darauf hingewiesen, daß die Exsudatbildung bei den circumscripten Pleuritiden meist auffällig gering ist. Gelegentlich muß jedoch, wie wir aus dem Verlauf der Membranen, die den Rippen folgen, glauben schließen zu können, eine etwas größere Exsudatausschwitzung zustande kommen, was als Folge die Exsudatverschleppung hat. Es findet also auch bei tuberkulösen Prozessen ein Transport von entzündlichen Ausschwitzungen durch die respiratorischen Bewegungen statt. Diese Membrananordnung wird bei der Tuberkulose zu häufig gefunden, als daß es sich um ein Spiel des Zufalls handeln könnte.

Die Lokalisation der strangförmigen Verwachsungen ist vorwiegend durch den tuberkulösen Herd bestimmt, bei den Membranen sind dagegen beide Momente, der Herd und der Bewegungsmechanismus des Brustkorbes in Betracht zu ziehen. Die strangförmigen Adhäsionen sind vor allem im Bereich des Oberlappens und der Spitze des Unterlappens zu finden. Die 4. und 5. Rippe stellt ihre Begrenzungslinie dar. Auch die Membranen sind vorwiegend im Bereich des Oberlappens lokalisiert, aber ihre untere Begrenzungslinie ist nur in 80% die 4. und 5. Rippe. 20% aller Membranen reichen bis zur 6. Rippe herunter. Ein weiteres Herabreichen kommt selten vor. Nach LÖSCHCKE und ASCHOFF stellt die 6. Rippe eine Grenzlinie zwischen zwei funktionell ähnlichen und doch verschieden beanspruchten Abschnitten der Brustwand dar. Die Grenzlinie deckt sich in großen Zügen mit derjenigen, die die verschiedene Ausdehnungsrichtung des Brustkorbes bei der Inspiration abgrenzt. Es bildet so die 6. Rippe auch im Laufe der chronischen Lungentuberkulose die Grenze für die Exsudatverschleppung. Diese Membranbildungen, die aus der Verschleppung des Exsudates zustande kommen, sind bei der Thorakokaustik leicht zu durchschneiden. Für gewöhnlich handelt es sich um lockere, feinfaserige Verwachsungen. Übergänge zu festeren Verwachsungen mit oder ohne Schwielenbildung kommen vor.

5. Die Selbstlösung bei Verwachsungen.

Der Atemmechanismus ist neben seiner Bedeutung für die Lokalisierung der umschriebenen Verwachsung noch in einer anderen Beziehung wichtig. Von pathologisch-anatomischer Seite ist von Gräff und Huebschmann, von klinischer Seite in letzter Zeit von Hensel, auf die Selbstlösung von Verwachsungen — natürlich ohne Pneumothorax — hingewiesen worden. Die Respirationsbewegungen führen durch das stetige Gleiten zu einer Dehnung der örtlichen Verlötungen zwischen Pleura visceralis und parietalis. In Abb. 22 (Seite 30) ist ein naturgetreues Bild einer Pleurahöhle, bei der niemals ein Pneumothorax bestanden hatte, wiedergegeben. Sowohl die strangförmigen wie die membranösen Adhärenzen sind durchaus gut ausgebildet. Nach Anlage eines Pneumothorax kann man gelegentlich schon am 2. Tage mittellange strangförmige röntgenologisch nachweisbare Verwachsungen sehen. Die Dehnung der Verwachsungen kann allmählich zu einer Überdehnung der Adhärenz führen. Durch Atrophie des Stranges tritt die völlige Selbstlösung ein. Auf diese Weise können anfangs flächenhafte Verwachsungen sich in Stränge, sodann in feine und feinste Fäden umbilden und so die flächenförmige Verwachsung zur völligen Lösung führen. An solchen Stellen findet man dann eine weißliche Verdickung der Pleura.

6. Pneumothorax und Verwachsungen.

Die frischen oder eben erst in Organisation begriffenen fibrinösen Verklebungen der Pleurablätter werden durch die Einblasung von Luft in den Pleuraraum gelöst. Die organisierten Pleuraverlötungen, sei es, daß sie durch die respiratorischen Bewegungen noch nicht strang- oder membranartig ausgezogen sind, sei es, daß sie durch diese schon strangförmige und membranöse Bildungen geworden sind, werden durch den Pneumothorax allmählich gedehnt. Je nach der Größe und Struktur der Verwachsungen können sie mehr oder weniger hochgradig ausgezogen werden. Es hat nicht an Versuchen gefehlt, durch allmähliche, gelegentlich auch abrupte Steigerung der intrapleuralen Drucke die Verwachsungen, durch die der Pneumothoraxtherapie letzten Endes stets Grenzen gesetzt werden, gewaltsam zu dehnen und zu sprengen. Es soll nicht geleugnet werden, daß dieses in gewissen Fällen gelingen kann und auch gelingt, ohne daß für den Kranken Nachteile auftreten. In den Abb. 23 a—c ist eine solche Dehnung und wohl auch Lösung von Verwachsungen durch Lufteinblasungen über ein halbes Jahr dargestellt. Die seitlichen Adhäsionen, wie sie in Abb. 23a zu sehen sind, bestehen sicher aus einer ganzen Reihe von strang- und membranartigen Gebilden. Nur die dickste Verwachsung konnte durch die intrapleuralen Drucke allein nicht gelöst werden. Die Kranke wurde deshalb, da sie dauernd Tuberkelbacillen ausschied, zur Strangdurchbrennung eingewiesen. Nach deren Vornahme verschwanden die Tuberkelbacillen bald aus dem Auswurf.

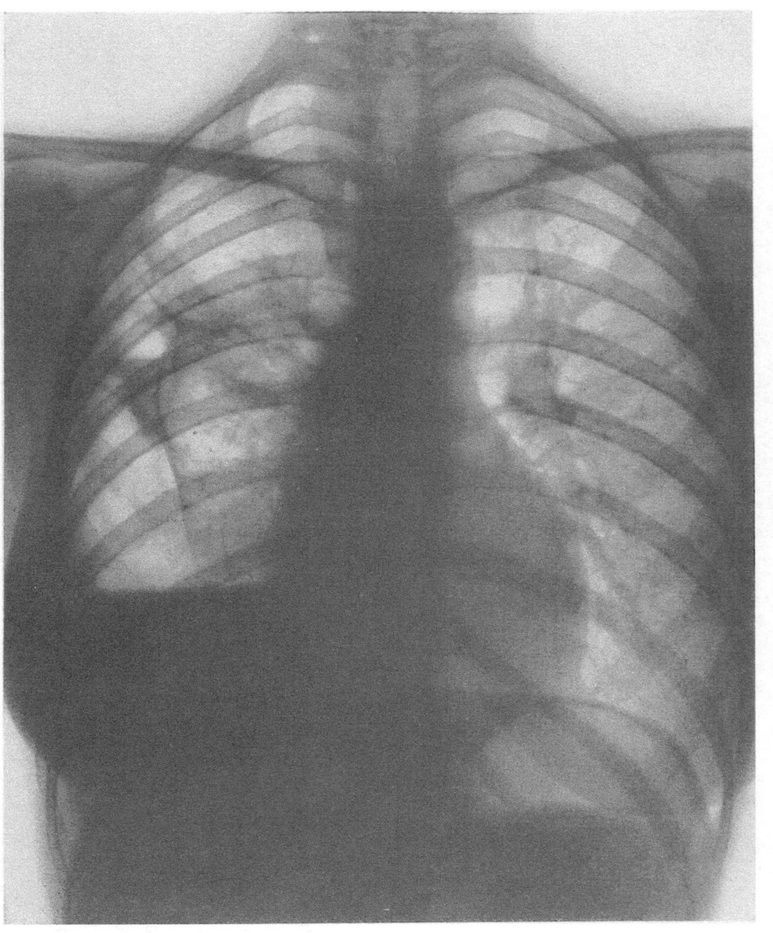

Abb. 23 a. Inkompletter Pneumothorax mit reichlichen Verwachsungen und Exsudat.

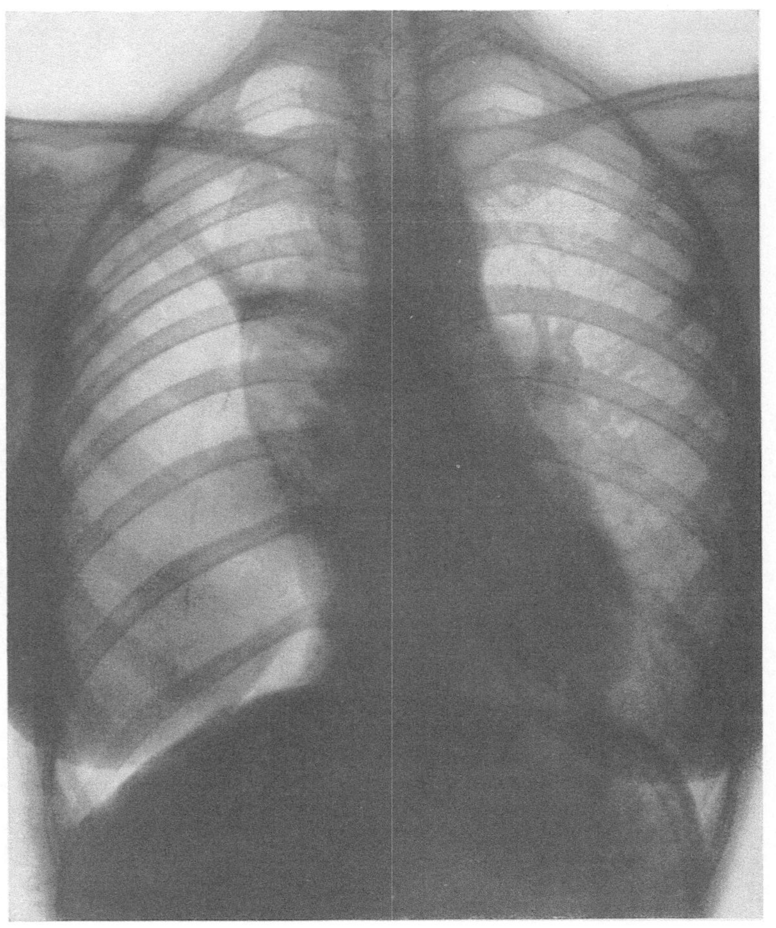

Abb. 23 b. Ein halbes Jahr später sind die Verwachsungen bis auf eine durch Pneumothoraxbehandlung allein gelöst. Die Kranke ist noch offen.

Das Verfahren der Sprengung von Pleuraverwachsungen durch intrapleurale Drucke ist nicht ungefährlich. Die Verwachsungen selbst, besonders die derberen, vermögen einem Druck standzuhalten, der für die Lunge, der sie aufsitzen, schon eine Schädigung bedeutet. So sah BURNAND eine Kavernenperforation durch plötzliches Einreißen des Stranges. Auch von DAHLSTEDT und KALLWEIT sind Strangzerreißungen unter bedrohlichen Zuständen beschrieben worden. Von

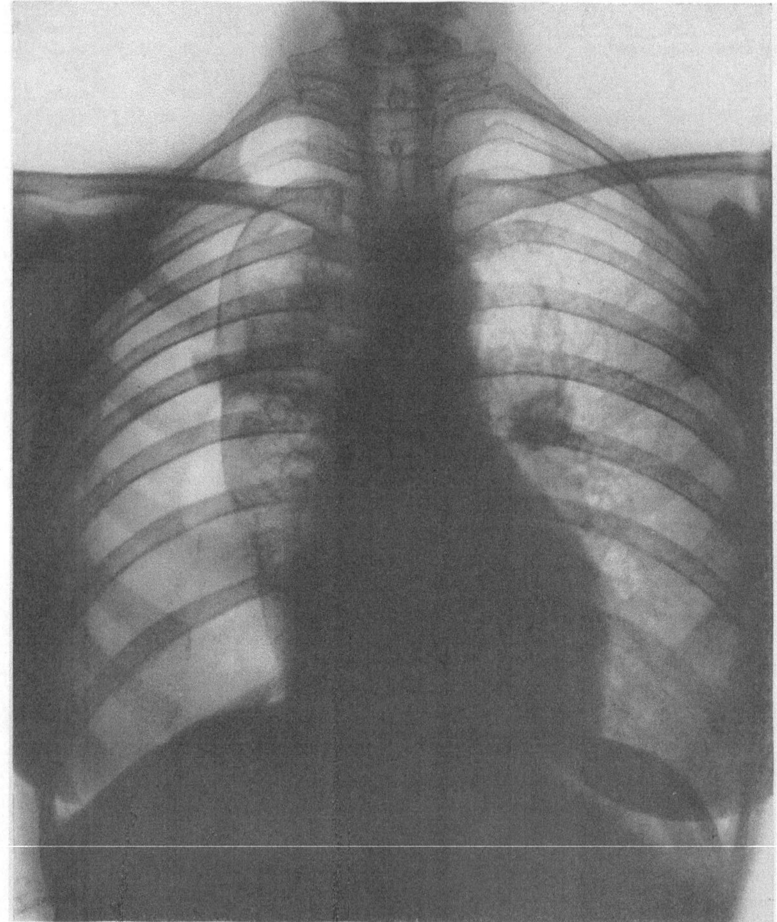

Abb. 23 c. Zustand nach Thorakokaustik.

BRAUER und LUCIUS SPENGLER, v. MURALT und RANKE, ULRICI, BAER, ALEXANDER, BRUNNER und vielen anderen Autoren wird vor der Verwendung hoher Drucke zur Verwachsungslösung eindringlich gewarnt. Die Thorakokaustik setzt an dieser Stelle ein. Auch bei ihr benutzen wir die schonende Dehnung der Verwachsungen. Wir führen sie nämlich erst nach mindestens zweimonatiger Dauer der Pneumothoraxbehandlung aus. Die operative Lösung der Verwachsungen durch Thorakokaustik, über deren Ergebnisse wir weiter hinten berichten, ist wegen ihrer relativen Ungefährlichkeit der Verwachsungslösung durch hohe intrapleurale Drucke unseres Erachtens weit überlegen.

II. Die Erscheinungsformen der pathologisch-anatomischen Veränderungen der Pleurahöhle im thorakoskopischen Bilde.

Die thorakale Endoskopie vermag uns in zweierlei Richtung Aufschluß über die Verhältnisse in einem Pneumothorax zu geben. Sie orientiert 1. über den Zustand der Pleurahöhlenwände und 2. über die Raumverhältnisse des Pneumothorax selbst. Mit keinem anderen Verfahren ist es so eindeutig möglich, die Form eines Pneumothorax und die Gründe für seine eventuelle Wirkungslosigkeit zu erkennen. Durch JACOBAEUS, UNVERRICHT, ULRICI, KREMER ist ein endothorakales Operationsverfahren, die Thorakokaustik, ausgearbeitet worden, das sich die diagnostische Leistungsfähigkeit der thorakalen Endoskopie besonders in räumlicher Hinsicht zunutze macht. Die Grundlage zur Ausführung der Operation, die weiter unten eingehend geschildert wird, ist eine genaue Kenntnis der verschiedensten pathologischen Veränderungen im Innern der Pleurahöhle. Nicht allein die Kenntnis der mannigfachen Erscheinungsbilder der pleuralen Adhärenzen im Thorakoskop ist notwendig, sondern auch die der Veränderungen im Bereich der Pleurablätter, welche die Beurteilung gerade der Verwachsungen oft erschweren. Aus Gründen der Übersichtlichkeit der Darstellung wenden wir uns erst der Erörterung der Veränderungen im Bereich der Pleura visceralis und parietalis und dann derjenigen der räumlichen Verhältnisse zu. Ganz scharf lassen sich beide Gebiete nicht immer trennen.

1. Die Veränderungen im Bereich der Pleurablätter im thorakoskopischen Bilde.

a) Die Pleurahöhlenwände bei unveränderter Pleura.

Die gesunde Pleura ist durchsichtig. Sie besteht aus einer dünnen Bindegewebsschicht, in die ein dreischichtiges elastisches Netz eingelagert ist. Mit den subpleural gelegenen Organen ist sie durch lockeres Bindegewebe verbunden. Ihre freie Fläche ist mit Deckepithel ausgestattet.

Infolge der Durchsichtigkeit der Pleura kann die Oberfläche der einzelnen von ihr überzogenen Organe betrachtet werden. Die Durchsichtigkeit ist so groß, daß man mit dem Thorakoskop die Läppchenzeichnung der Lunge deutlich erkennen kann. Im Bereich der Pleura costalis ist die Bänderung der Brustwand durch die gelblichweißen Rippen und die frischroten Intercostalmuskeln charakteristisch für das Bestehen einer gesunden Pleura. Bei eingehender Betrachtung sind im Bereich der Intercostalräume die Muskelbündel und die feinen in sie eingelagerten Sehnenfäden zu sehen. Das farbenprächtige Bild, das sich bei der Thorakoskopie eines relativ jungen Pneumothorax darbietet, ist die Folge der Durchsichtigkeit der Pleura. Die für jedes subpleural gelegene Organ so charakteristische Oberflächenfarbe kommt zum Ausdruck. So erscheint die gesunde Lunge rosarot oder blaßrot, ihre Farbe ist von dem Grade der Durchblutung abhängig. Diese nimmt mit zunehmendem Kollaps ab (BRAUER). Je stärker somit die Retraktion der Lunge ist, desto blässer wird die Lungenoberfläche. Auf dieser sieht man oft die schwarzen Pigmentflecke, den Grenzen der Lobuli entsprechend angeordnet (Abb. 24 und Abb 22, Seite 30). Je blasser die Lunge ist, desto mehr springen sie durch ihre gegensätzliche

Farbtönung hervor. Bei Fällen von hochgradiger Anthrakose nimmt die Lungenoberfläche eine blaugraue Tönung an, in die die einzelnen intensiveren anthrakotischen Flecke eingelagert sind. In allen diesen Fällen ist die Pleura glatt und spiegelnd. Der Glanz und die Glätte sind neben der Durchsichtigkeit die Charakteristika einer gesunden Pleura. Infolge ihrer großen Elastizität vermag sie auch bei hochgradigem Kollaps der Lungenoberfläche ohne Runzelbildung zu folgen.

Die Betrachtung der Lungenoberfläche gibt jedoch oft keinen oder nur geringen Aufschluß darüber, ob das Lungenparenchym in den tiefergelegenen Abschnitten erkrankt ist oder nicht. Besonders bei den Frühstadien der chronischen Lungentuberkulose spielt sich der Krankheitsprozeß in den Tiefen des Organs ab. Erst allmählich dehnt sich die Erkrankung zu den oberflächlicher gelegenen Teilen aus. In Abb. 22 ist, wenn man die seitliche untere Verwachsung unberücksichtigt läßt, nicht zu ahnen, daß sich, wie die Sektion ergab, in dem sich durch seine Rundung von den übrigen Teilen abgrenzenden Abschnitt eine apfelgroße Kaverne befindet.

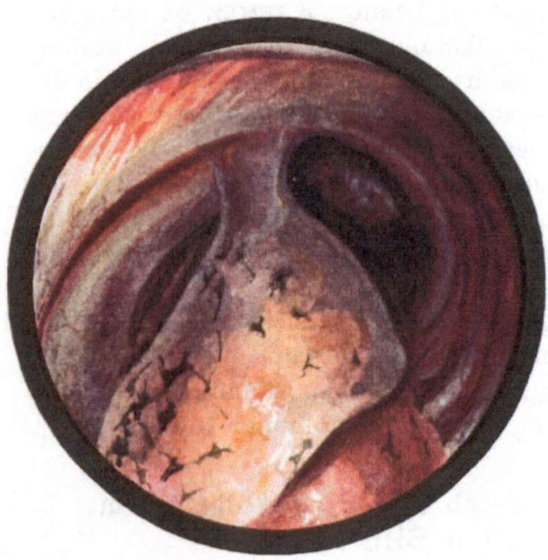

Abb. 24. Thorakoskopisches Übersichtsfeld mit der geradsichtigen Optik. Einführungsstelle der Optik: 5. Intercostalraum, mittlere Axillarlinie. Die Bänderung der Brustwand ist gut sichtbar. Fast der ganze Oberlappen und der obere Abschnitt des Unterlappens sind in einem Gesichtsfeld zu überschauen. Hinter dem Oberlappen tritt die Pleurakuppel in Erscheinung. Das Lungenobergeschoß ist durch eine breite, kurze und lungenhaltige Membran in Höhe des 1. Intercostalraumes an der Brustwand fixiert. Die Brustwandinsertion der Adhaerenz verläuft von lateral nach medial, den 1. Interkostalraum schräg überquerend. Sie steht somit mit der 1. und 2. Rippe in enger Beziehung. Während die Pleura im Bereich des Ober- und Unterlappens durchsichtig ist, ist sie im Bereich der Membran verändert. Die Anwesenheit von Lungengewebe in der Adhaerenz verrät sich durch die blauviolette Färbung dieser. Der bindegewebige Anteil der Membran ist sehr kurz. Die Lunge geht fast direkt in die Brustwand über. Die mediastinal gelegenen Gebilde, wie Art. subclavia, N. phrenicus usw. sind infolge der Fixierung der Lunge an der vorderen Brustwand nicht zu sehen.

Über Lungenabschnitten, in denen in größerer Ausdehnung tuberkulöse cirrhotische Prozesse bestehen, vor allem im Bereich der Oberlappen, tritt eine Änderung der Farbtönung oft ein. Die rosarote oder blaßrote Farbe der Lunge macht einem bläulichen Tone Platz. Der Oberlappen kontrastiert hierdurch mehr oder weniger scharf mit dem gesunden rosaroten Unterlappen. Der rötliche Untergrund kann dann ganz schwinden, die herrschende Farbe ist ein schwaches Blauweiß. Der Pleuraüberzug ist im Bereich solcher Abschnitte häufig nicht mehr glänzend, sondern matt. Einzelheiten der Lungenoberfläche sind nicht mehr zu erkennen. Die Ursache dieser Farbänderung liegt in 3 Momenten: 1. in der Umbildung des Oberlappens in schiefrig tuberkulöses Gewebe, 2. in der schlechten Durchblutung solcher meist stark kollabierter Abschnitte und endlich eventuell 3. in einer mehr oder weniger großen Verdickung der Pleura. Durch eine solche Verdickung verliert die Pleura ihre Durchsichtigkeit ganz oder zum Teil. Oft ziehen von solchen Oberlappen mehrere strangförmige Adhäsionen zur Brustwand.

Infolge fibröser tuberkulöser Prozesse entsteht nicht selten, vor allem im Bereich der Lungenspitzen, ein bullöses Emphysem (s. S. 26). Thorakoskopisch sieht man erbsen- bis walnußgroße glänzende, fast durchsichtige Blasen, die der Lungenspitze oder etwas unterhalb dieser der Lunge aufsitzen. Die Umgebung ist meist bläulich, manchmal sind Ansammlungen von anthrakotischem Pigment zu erkennen. Daß es sich um Emphysemblasen handelt, ergibt sich aus ihrer eigenartigen Konfiguration.

Da es bei der thorakalen Endoskopie nur gelingt, die Oberfläche der Organe zu untersuchen, oft jedoch die Erkrankungen sich tief im Lungenparenchym abspielen, ohne daß eine Mitveränderung der Oberfläche eintritt, andererseits aber die Mitbeteiligung der Pleura unserem Bestreben, über die Art der intrapulmonalen Prozesse Aufschluß zu erhalten, bald ein Ende macht, ist der diagnostische Wert der Thorakoskopie für intrapulmonale Prozesse gering. Bei der Thorakoskopie aus therapeutischen Gesichtspunkten, bei welchen das Grundleiden, nämlich die Tuberkulose, bekannt ist, ist die genaue Kenntnis der verschiedenen Pleuraveränderungen im Hinblick auf die Operation doch von großer Bedeutung. Wir wenden uns nun erst den unspezifischen und dann den spezifischen Veränderungen der Pleura zu.

b) Pleuraveränderungen unspezifischen Charakters.

α) Die umschriebene Pleuraschwiele.

Beim Auftreten reaktiver Veränderungen büßt die Pleura bald ihren Glanz und ihre Durchsichtigkeit ein. Auch scheint ihre Elastizität zu leiden. Man findet nämlich oft im Bereich von *Pleuraschwielen* thorakoskopisch eine feine Runzelung. Die Pleuraschwielen sind weißlich oder graurötlich. Sie gehen mehr oder weniger scharf abgesetzt in die umgebende gesunde Pleura über. Sie sind der Ausdruck einer umschriebenen abgelaufenen oder noch bestehenden kollateralen Entzündung über einem tuberkulösen Herde. Ihre Größe hängt entweder von der Ausdehnung des tuberkulösen Prozesses oder aber, wenn die Schwielenbildung infolge Selbstlösung von Verwachsungen (s. S. 32) entstanden ist, von der früheren Ausdehnung dieser ab. Meist werden die Pleuraschwielen ohne Verwachsungsbildung im Bereich der Lungenspitze gefunden. Die Schwielen erheben sich nicht oder kaum nachweisbar über das Niveau der übrigen Lungenoberfläche.

β) Das thorakoskopische Bild des älteren Pneumothorax.

Mit diesen Schwielen ist nicht jene allmählich auftretende Verdickung der Pleura im Laufe der Pneumothoraxtherapie zu verwechseln. Das Pleuraendothel leidet unter dem aphysiologischen Zustand und der langen Verwendung als Begrenzung eines toten Gasraumes. RANKE weist darauf hin, daß die Pleurablätter nach Eingehenlassen des Pneumothorax meist verkleben und anschließend verschwarten, und er zieht den Schluß, daß diese Tatsache zu der Annahme chronisch entzündlicher Veränderungen der Pleura zwingt. Die Verdickung ist nicht von der Anwesenheit von Exsudat im Pleuraraum abhängig.

Thorakoskopisch ist das Bild des älteren Pneumothorax wesentlich eintöniger. An Stelle des Farbenreichtums beim jungen Pneumothorax ist ein Grauweiß getreten, das gleichmäßig die Brustwand, die Lunge und das Zwerchfell überzieht.

Die unter der Pleura gelegenen Organe sind nicht mehr deutlich in ihren Einzelheiten zu erkennen. Man kann sie oft nur ahnen und manchmal auch dieses nicht mehr. Zwischen diesen beiden Extremen, dem Bilde des jungen und des alten Pneumothorax, bestehen zahllose Übergänge. Der Glanz der Pleura bleibt ziemlich lange erhalten. Die Verdickung der Pleurablätter wird durch Exsudat im Pneumothoraxraum wesentlich beschleunigt. Für die Thorakokaustik sind diese Verhältnisse von großer Wichtigkeit, da die Pleuraverdickung die Abschätzung der Lungenbeteiligung in einer Verwachsung sehr erschwert, oft geradezu unmöglich macht.

γ) Das thorakoskopische Bild des verschwartenden Pneumothorax.

Während bei der einfachen Pleuraverdickung die Einzelheiten der Organoberflächen, die von Pleura überzogen sind, verwischt oder unsichtbar werden, sind doch die Organe selbst, vor allem die Lunge, in ihrer Gesamtheit durchaus gut abzugrenzen. Anders ist es beim verschwartenden Pneumothorax. Hier ist die Lunge nicht mehr frei beweglich. Sie führt kaum noch Atembewegungen aus. Durch eine graurötliche oder grauweißliche Pleura ist sie meist an der Hinterfläche der Brustwand so fixiert, daß ihre Konturen allmählich verstreichend in die Brustwand und in das vordere Mediastinum übergehen. Die graurötliche bindegewebig verdickte Pleura hat von unten nach oben fortschreitend unter Auftreten von flächenhaften paravertebralen Verwachsungen (S. 20 u. 27) diese Ankittung vollzogen. Früher strangförmige Verwachsungen können, wie Speichen vom Lungenkörper wegstehend, mit an die Brustwand anmodelliert sein. Nirgends ist ein vorstehendes Verwachsungssegel oder eine kleine isolierte Verwachsungsbrücke zu sehen. Gelegentlich kann man beobachten, wenn die Thorakoskopie rechtzeitig ausgeführt wurde, wie die Dicke der graurötlichen Pleura von unten nach oben abnimmt. Das Lungenobergeschoß ragt völlig frei beweglich und mit Läppchenzeichnung versehen in die Pleurahöhle, während die Pleurakuppel schon grauweißlich überzogen ist. In solchen Fällen kann das allmähliche Vorschieben der graurötlichen Bindegewebs- und Endothelschicht vor allem von unten nach oben, weniger von oben nach unten beobachtet werden. Eine Lösung der Lunge durch die Thorakokaustik ist dann selbstverständlich nicht möglich.

Zwischen dem thorakoskopischen Bilde des alten Pneumothorax und des verschwartenden Pneumothorax sind Übergänge nicht selten.

δ) Das thorakoskopische Bild der akuten und chronischen Pleuritiden.

Die Vorgänge bei den *akuten* Pleuritiden sind thorakoskopisch am eindruckvollsten an der Costalpleura. Im frühesten Stadium der akuten Pleuritis besteht eine lebhafte Hyperämie. Diese kann entweder eine Folge der Erweiterung der Capillaren allein, oder der Capillaren und der präcapillären Blutgefäße sein. Die rein capilläre Hyperämie führt zu einer Betonung der Bänderung der Brustwand dadurch, daß durch ihre Lokalisation im Bereich der Interstitien die frischrote Farbe dieser noch unterstrichen wird. Die Rippenränder sind nämlich in diesem Stadium nur gering beteiligt. Sie erfahren eine geringe Verschmälerung, da die capilläre Hyperämie zu einer Verbreiterung des intercostalen Bandes führt. Bei Fortschreiten der Entzündung dehnt sich die capilläre Hyperämie auch auf die Rippenbänder aus. Die so charakteristische Bänderung der Brustwand wird allmählich verwischt und in ein Rot eingetaucht. Die Intercostalräume sind zuerst noch an ihrer tiefen Rötung zu erkennen. Ist die pleurale Entzündung in diesem Stadium umschrieben, so ist der Übergang der capillär-hyperämischen Zone in die umgebende gesunde Pleura allmählich, ohne daß größere Gefäße am Rande sichtbar werden. Die entzündete Pleura büßt etwas ihren Glanz ein, sie erscheint angedeutet samtartig. Ihre Durchsichtigkeit ist wesentlich herabgesetzt. Tritt zur capillären Hyperämie noch die Erweiterung der präcapillaren Blutgefäße hinzu, so heben sich die letzteren bei nicht allzuweit vorgeschrittener Entzündung deutlich aus der allgemeinen Rötung hervor. Die Anordnung dieser kleinen Gefäße ist nach Cova ganz charakteristisch. Die Gefäße treten aus den Intercostalräumen hervor und dehnen sich aufsteigend bis zur Hälfte der angrenzenden oberen Rippe aus, um dann aber im Bogen nach unten verlaufend, sich trauerweidenartig im Bereich des Intercostalraumes zu verzweigen. Durch Überkreuzung der einzelnen Äste der Gefäße kommen Netzfiguren zustande. Wenn dieser Grad der Entzündung erreicht ist, so hat die Pleura ihren Glanz und ihre Durchsichtigkeit verloren. Sie ist samtartig und verdickt. Bei umschriebener Anordnung der Pleuritis geht die Entzündungszone nicht mehr allmählich in die gesunde Pleura über, vielmehr finden sich an ihrer Peripherie zahlreiche dilatierte Gefäße.

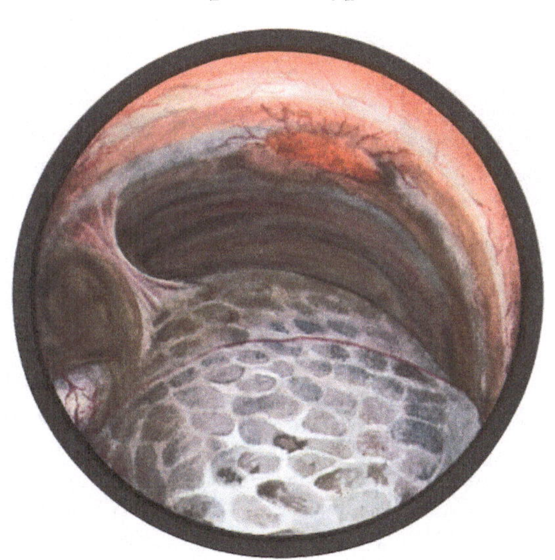

Abb. 25. Schildpattförmige Pleuritis. Übersichtsbild mit seitlicher Optik. (Aus dem Atlas Thoracoscopicon von Cova.)

Thorakoskopisch findet man bei den klinisch akuten Pleuritiden nicht immer eine Ausdehnung der Entzündung auf die ganze Pleura, sondern es treten vor allem im Anfang der Pleuritis mehrere umschriebene isolierte Entzündungsbezirke hervor. Auch bei der totalen Pleuritis kann die entzündliche Veränderung an bestimmten Stellen intensiver, an anderen weniger hochgradig sein.

Bei den klinisch akuten Pleuritiden wird die *umschriebene* pleurale Entzündung viel häufiger als die diffuse Ausdehnung der Entzündung über die ganze Pleura beobachtet. Cova, der unseres Wissens diese circumscripten Pleuritiden zuerst beschrieben hat, schuf für sie die Bezeichnung „schildpattförmige Pleuritis“ (Abb. 25). Es besteht entweder nur eine Entzündungszone dieser Art, es können aber auch mehrere zu gleicher Zeit gefunden werden. Nach Cova zu schließen, sitzen sie fast immer costal. Es sind ovaläre oder rundliche fünfpfennigstück- bis fünfmarkstückgroße feurig rote, manchmal auch bläulichrote Entzündungsherde. An ihren Rändern gehen dilatierte Blutgefäße strahlenförmig in die Umgebung über. Der Herdrand ist öfters weißlich infolge eines geringen zirkulären Fibrinbelages. Die Pleura ist im Bereiche dieser Zonen verdickt, undurchsichtig und samtartig.

Bei den *diffusen* Pleuritiden ist die Pleura visceralis und parietalis gerötet, samtartig und undurchsichtig, gelegentlich sind einige Pleuraabschnitte intensiver entzündlich verändert, was eine Unregelmäßigkeit der Farbintensität verursacht. Die Costalbänderung ist eventuell noch etwas nachweisbar oder ganz verschwunden. Als Anfang der Exsudatbildung kann ein zartes feines Fibrinhäutchen auftreten, das wie ein Schleier über der entzündeten Pleura liegt. Je weiter die Entzündung schreitet, desto wulstiger wird die Pleura. In Abb. 26 ist eine Pleuritis mit stark entzündlichen Veränderungen der Pleura wiedergegeben. Zwischen den Pleurablättern spannen sich feinste Fibrinfäden aus. Infolge der Respirationsbewegungen ist an einer dünnen pleuralen Adhäsion eine eigenartige, gedreht angeordnete Fibrinauflagerung zustande gekommen. Am scharfen Rande des Oberlappens ist der Fibrinbelag reichlicher (S. 27 u. 31).

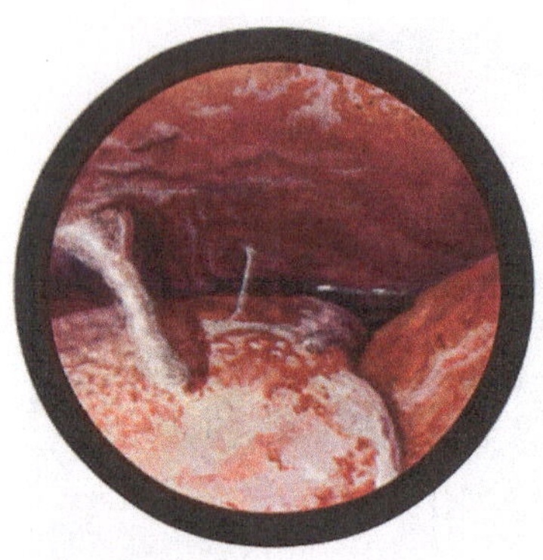

Abb. 26. Thorakoskopisches Bild der serofibrinösen Pleuritis. Die Pleura ist wulstig verdickt, stark gerötet und völlig undurchsichtig. Ein dickerer Fibrinstrang liegt im Vordergrunde des Bildes, während kleine Fibrinfäden weiter hinten sich zwischen den Pleuren ausspannen. Am scharfen Rand des Oberlappens — das Thorakoskop ist im 4. Intercostalraum in der vorderen Axillarlinie eingeführt — sind die Fibrinauflagerungen etwas dicker als sonst. In der Tiefe der Pleurahöhle ist ein kleiner Exsudatsee vorhanden.

Sowohl die herdförmige Schildpattpleuritis als auch die totale Pleuritis kann zur *Exsudatbildung* führen. Für den ersteren Fall ist nach Cova charakteristisch, daß der Großteil der Pleura trotz Bestehens einer akuten exsudativen Entzündung bei der Thorakoskopie durchsichtig gefunden wird, während im zweiten Falle die Pleura in ihrer ganzen Ausdehnung mehr oder weniger stark verändert ist. Nach Cova findet auch bei den totalen Pleuritiden ebenso wie bei den Schildpattpleuritiden die Exsudatausschwitzung an umschriebenen Stellen statt. Er bezeichnet die Exsudatbildung aus der ganzen Pleura bei der totalen Pleuritis als selten.

Das Exsudat kann serös oder serofibrinös sein. Seröse und serofibrinöse Ergüsse im Pleuraraum sind durchsichtig, z. T. fluorescierend. Je trüber das Exsudat, desto weniger durchsichtig ist es. Im allgemeinen entspricht das thorakoskopische Bild dem des jeweiligen Pleurapunktates. Eitrige Exsudate sind grauweißlich. Bei Bestehen eines Exsudates kann es zu Schaumbildung in der Pleurahöhle kommen. Die Blasen liegen meist in Taschen, die von Adhärenzen gebildet sind. Oft ist die Exsudatoberfläche mit Schaumblasen bedeckt.

Bei den länger im Pneumothoraxraum bestehenden Exsudaten mit reichem *Fibrin*gehalt kommt es zur Bildung eigenartiger Fibrinniederschläge auf die Lunge. Das Fibrin ist im thorakoskopischen Bilde meist schneeweiß, oft etwas transparent. Je älter das Fibrin wird, desto mehr verliert es seine Transparenz.

Es ähnelt dann dem Stearin. Diese Fibrinniederschläge sind meist leisten- und netzförmig oder in Zotten angeordnet. „Die feinen Leistennetze bilden sich (nach LAUCHE) infolge der Dehnung und Kontraktion der Lunge, welchen der geronnene Fibrinbelag nicht folgen kann. Erfolgt die Dehnung bzw. Kontraktion vorwiegend in einer Richtung, so entstehen mehr oder weniger parallel angeordnete Leisten, die senkreckt zur Kontraktions- bzw. Dehnungsrichtung stehen. Vergrößert oder verkleinert sich die Oberfläche der Lunge in allen Richtungen, so entstehen netzförmige Bildungen. Das Ausgangsmaterial aller dieser Bildungen ist eine gleichmäßige Fibrinschicht, die den Bewegungen der Unterlage nicht mehr folgen kann. Sie legt sich in Falten oder zerreißt auch, falls die Unterlage plötzlich stark gedehnt wird. Sowohl die entstehenden Falten wie auch die Risse bilden die Ansatzstellen für neues, sich aus dem flüssigen Exsudat abscheidendes Fibrin. Für eine deutliche Entwicklung der feinen Bildungen ist notwendige Voraussetzung, daß sich eine genügend große Flüssigkeitsmenge zwischen den beiden Serosablättern befindet, die erstens als Quelle einer Fibrinabscheidung dient und zweitens die Zerstörung der gebildeten Figuren durch Aufeinanderreiben der Blätter verhindert. Die groben Zottenbildungen entstehen beim Auseinanderweichen der mit dickem Fibrin bedeckten Serosablätter.“ In den unteren Abschnitten der Pleurahöhle findet man hin und wieder wenig transparente vereinzelte Fibrinklumpen.

Im *subakuten* Zustand der Pleuritis ist die Pleura nach COVA rotgelb, lachsfarben. Bei den *chronischen* Pleuritiden ist die Pleuraoberfläche runzelig und mit sehr kleinen Warzen bestreut. Die Farbe der Pleura ist schmutzigrot. Die chronische Pleuritis beim Pneumothorax führt zur Bildung einer derben, meist grauweißlichen Pleura. Das thorakoskopische Bild dieser wurde weiter oben beschrieben (S. 38). Unspezifische Pneumothorax*empyeme* führen zur Bildung dicker pyogener Membranen, die den Wänden grauweiß oder graugelblich und fetzig aufliegen.

c) Pleuraveränderungen tuberkulöser Natur im thorakoskopischen Bilde.

Wir teilen die Besprechung der tuberkulösen Veränderungen im thorakoskopischen Bilde in zwei Teile ein: In dem *ersten* kommen die tuberkulösen Veränderungen zur Erörterung, die ihren Sitz ausschließlich in der Pleura haben, was durch das Thorakoskop zu erkennen ist. Im *zweiten* Teile jedoch jene, die sich deutlich als von einem subpleural gelegenen tuberkulösen Herd ausgehend erweisen. Wenn die zweite Form zu einer Pleuraerkrankung geführt hat, ist die Trennung von der ersten thorakoskopisch sehr schwer. Die genaue Kenntnis der Erscheinungsformen der ersten kann eine Unterscheidung vielleicht hin und wieder möglich machen.

Ad 1. Von den tuberkulösen Veränderungen wird am häufigsten das *miliare* Knötchen auf der Pleura visceralis und parietalis gefunden. Die miliare Aussaat kann sehr dicht über beide Pleurablätter gleichmäßig verbreitet sein. Öfter ist jedoch die Pleura parietalis dichter, gelegentlich sogar nur ausschließlich übersät. Unregelmäßige Verteilung der Knötchen über die Pleura kommt vor. Die einzelnen Knötchen sind grau gallertig und stellen halbkugelige kleine Erhebungen dar. Jedes Knötchen ist von einer hyperämischen hochroten Randzone umgeben. Von dieser kann ein dunkelroter Blutstreifen nach dem Boden der Pleura hinziehen. Differentialdiagnostisch ist wichtig, daß die miliaren

Knötchen durch kleine Fibrinauflagerungen vorgetäuscht werden können. Es kommen hinzu die in der Pleura gelegenen Kohleknötchen bei Anthrakosis und Chalikosis, ferner die Kalkmetastasen bei Bimssteinlunge, endlich die hyalinen Knötchen, Chondrome und Pleuraknochen.

Zur selben Gruppe gehört die *käsige schildpattförmige Pleuritis* (Cova) Inwieweit die weiter vorne beschriebenen schildpattförmigen Pleuritiden mit diesen tuberkulösen Veränderungen in Verbindung stehen, vermag nach den vorliegenden Beobachtungen bisher nicht gesagt zu werden. Diese käsigen plattenförmigen Pleuritiden, die vor allem bei den Generalisationsformen der Tuberkulose zur Beobachtung kommen, sind zu den knotigen Pleuritiden (S. 19) zu rechnen. Im thorakoskopischen Bilde handelt es sich um verschieden große, dunkelgelbe bis rötlichgelbe ovaläre oder runde Bildungen, die von einem hyperämischen geröteten Hof umgeben sind. Dieser Hof ist nach Cova meistens mit einem halbdurchsichtigen, weißlichen, manchmal fibrinösen Exsudat belegt. Sehr zahlreich und dazu stark erweitert zeigen sich die Gefäße, die an der Peripherie strahlenförmig in die Umgebung ziehen. In dem eigentlichen Herd sind keine Gefäße zu sehen. Diese käsigen Platten kommen bald in geringer Menge, bald zahlreich vor. Sie gehen aus konfluierten und verkästen Tuberkeln hervor. Vorwiegend sind sie costal gelegen. Von diesen Herden kann sich ein tuberkulöses eitriges Exsudat bilden.

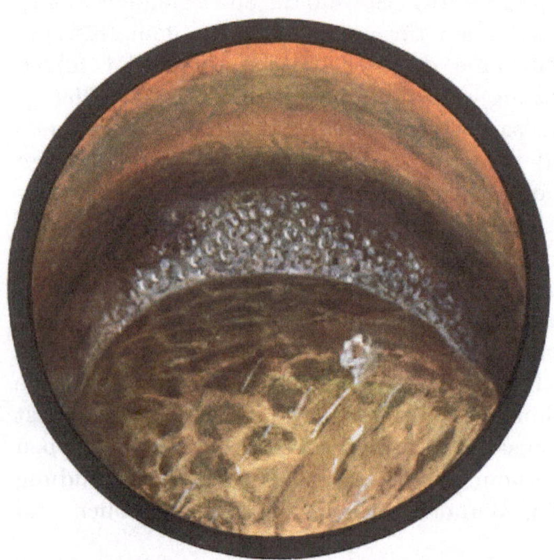

Abb. 27. Diffuse käsige Pleuritis. Übersichtsbild mit der seitlichen Optik. (Aus dem Atlas Thoracoscopicon von Cova.)

Aus diesen käsigen plattenförmigen Pleuritiden entwickelt sich meist die *diffuse käsige Pleuritis.* Bei ihr ist die Pleura gelblich, verdickt, runzelig und warzen- oder leistenförmige Erhebungen ragen in das Cavum pleurae vor. Regelmäßig besteht eine mehr weniger große Flüssigkeitsansammlung am Boden der Pleurahöhle. Diese ist intensiv gelb und an ihrer Oberfläche treten zahlreiche Bläschen in Erscheinung (Abb. 27).

Ad 2. Gelegentlich sieht man aus der Lunge Efflorescenzen hervorragen, die aus einem oder aus mehreren Tuberkelknötchen bestehen. Die Pleura ist, wie aus Abb. 28 hervorgeht, verdickt und matt. Die Knötchen lassen ein gelbes Zentrum erkennen. Es handelt sich um *subpleural* gelegene Tuberkelknötchen, die durch ihr eigenartiges Hervorragen über die übrige Oberfläche als aus der Tiefe kommend sich erweisen. Die Pleura ist nur durch eine reaktive Entzündung verdickt, ohne daß sie selbst tuberkulös verändert ist. Solche Gebilde findet man fast ausnahmslos auf der Lungenpleura. Sie können von einer hyperämischen Randzone umgeben sein. Nachdem die Pleura auch tuberkulös verändert ist, können die kleinen Konglomerattuberkel ulcerieren und imponieren dann thorakoskopisch als dunkelrote blutende Flecke, von denen aus dunkle Blutstreifen nach dem Boden der Pleura hinziehen.

Inwieweit die von JACOBAEUS beschriebenen tumorähnlichen Infiltrate, die Knoten oder gratähnliche Erhebungen von variierender Größe bildeten, zu der ersten oder zweiten Gruppe gehören, ist schwer zu sagen. Wir erinnern an die knotigen tuberkulösen Pleuritiden (S. 19), die bei der chronischen Lungentuberkulose gewöhnlich nicht gefunden werden. Die thorakoskopische Eingliederung ist schwer.

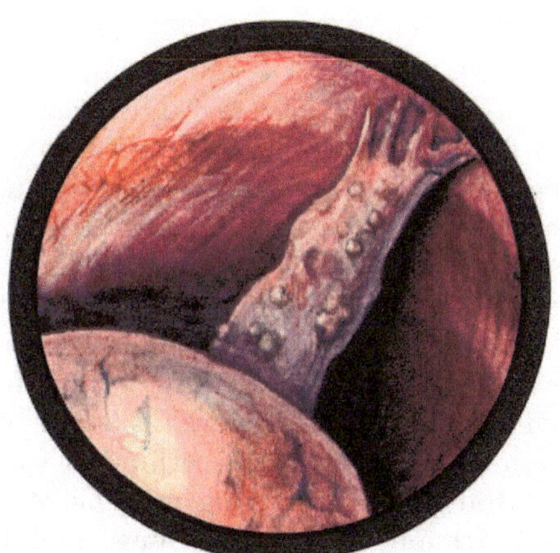

Abb. 28. Kleinfingerdicker Strang mit pleural und subpleural gelegenen Tuberkeln und einem sehr kurzen bindegewebigen Strangabschnitt. Dieser Strang wurde nicht kauterisiert. Bild mittels seitlicher Optik.

Bei sekundär nach Lungentuberkulose entstandenen Pleuritiden findet man die zahlreichsten und größten Veränderungen an der Lunge selbst.

Bei den tuberkulösen akuten Pleuritiden (S. 19) ist wegen der starken Entzündung der Nachweis der Tuberkelknötchen thorakoskopisch nicht immer möglich. Die allgemein entzündlichen Veränderungen entsprechen denen, die weiter oben beschrieben worden sind. Die Pneumothoraxpleuritis ist vorwiegend tuberkulöser Natur. In den meisten Fällen können tuberkulöse Knötchen auf der Pleura nachgewiesen werden.

2. Die räumlichen Verhältnisse des Pneumothorax im thorakoskopischen Bilde.

Bisher fanden nur die pathologischen Veränderungen im Bereich der Pleurablätter Beachtung, während die räumlichen Verhältnisse des Pneumothorax selbst unberücksichtigt blieben. Mit Rücksicht auf die Vereinfachung der Darstellung haben wir diese letzteren absichtlich vernachlässigt.

Zur räumlichen Orientierung durch das Thorakoskop in einem Pneumothoraxraum tastet das Auge die Oberfläche der Lunge, der Brustwand, des Mediastinums und des Zwerchfells ab und aus der Summe der Einzelbilder entsteht die Form und Größe des intrapleuralen Gasraumes. Diese Orientierung ist durch die Schaffung der geradsichtigen Optik durch KREMER wesentlich erleichtert worden. Die Größe des Pneumothoraxraumes schwankt in großen Grenzen. Sie ist einerseits von dem Grade der Retraktionsfähigkeit der Lunge und andererseits von den Beziehungen, die zwischen Lunge und Brustwand bestehen, abhängig. Das thorakoskopische Raumbild ist ungemein mannigfaltig. Entweder kann die ganze Pleurahöhle frei sein oder der Gasraum füllt nur einen Teil der Brusthöhle aus oder aber die Luftblase wird, den Großteil der Pleurahöhle einnehmend, von Brücken der verschiedensten Gestalt, die sich zwischen Lunge und Brustwand ausspannen, durchzogen.

Die folgende Darstellung des thorakoskopischen Raumbildes hat erstens die Größe des Lungenkollapses, durch den das Bild weitgehend beeinflußt wird, und zweitens die verschiedenen Verlötungen der Lunge mit der Brustwand zu berücksichtigen.

a) Abhängigkeit des thorakoskopischen Bildes vom Grade des Lungenkollapses.

Die Voraussetzung für jede Thorakoskopie ist der Pneumothorax. Die Orientierungsmöglichkeit im Pneumothorax hängt von der Größe der Luftblase ab. Vor allem muß zwischen Brustwand und Lunge in Höhe der Einführungsstelle des Thorakoskopes ein genügend großer Raum bestehen, in dem es sich leidlich frei bewegen kann, ohne daß es sofort auf die Lunge stößt. Ist die größte Tiefe der Luftblase an einer anderen Stelle gelegen, ohne daß dort das Thorakoskop eingeführt werden kann, so kann man, wenn es nicht möglich sein sollte, den Grad des Lungenkollapses durch Erhöhung des intrapleuralen Druckes zu steigern, sich eventuell von der schmäleren Pneumothoraxstelle mit Hilfe des Thorakoskopes zur größeren entlang der Lunge tasten. Ist jedoch der Pneumothoraxraum so klein, daß nach Einführung des Thorakoskopes nur eben ein endoskopisches Bild zu erfassen ist, dagegen das Thorakoskop beim Versuch, es vorsichtig vorzuschieben, aufstößt, so ist die Endoskopie nicht möglich. Diese Verhältnisse findet man bei massiver Lungeninfiltration, durch welche der Kollaps verhindert wird, oder bei ausgedehnten Verwachsungen. Die Röntgenuntersuchung gibt meist schon vorher Aufschluß über die Größe des Luftmantels zwischen Lunge und Brustwand. Ist dieser sehr klein, so besteht die Gefahr der Lungenverletzung beim Einführen des Optiktroikarts.

Bei genügend großem Pneumothorax, der für die Thorakoskopie Voraussetzung ist, kann das Innere der Pneumothoraxhöhle schnell übersehen werden. Je besser der Kollaps, desto einfacher die Orientierung. Bei großem Retraktionsgrad der Lunge liegt sie dem Mediastinum und der Wirbelsäule auf und die Brustwand ist, wie dies weiter vorne beschrieben wurde, in großer Ausdehnung zu überblicken. Brückenbildungen zwischen Lunge und Brustwand werden meist sofort oder nach Ableuchten der Lungenoberfläche, auch in ihren hinteren Abschnitten — was durch Lagerung des Kranken nach vorne erleichtert werden kann (Ulrici) — erblickt.

Zwischen diesen beiden Graden des Kollapses, die hier angeführt wurden, der geringen, eben eine Thorakoskopie zulassenden Retraktion der Lunge und der großen gibt es zahllose Übergänge, die jedem einzelnen Falle sein besonderes Gepräge geben.

b) Die Verwachsungen im thorakoskopischen Bilde.

Die morphologische Einteilung der Verwachsungen wurde S. 20 angeführt. Auf S. 26—28 wurde eine Einteilung entsprechend ihren Beziehungen zu den Lungen- und Brustwandabschnitten gegeben. Die hauptsächlichsten Ansatzstellen der strangförmigen Verwachsungen und die typischen Verlaufsrichtungen der Membranen bei der chronischen Lungentuberkulose wurden auf S. 28 bis 32 besprochen und sind schematisch auf Abb. 21 dargestellt.

Die Verwachsungsbildungen im thorakoskopischen Bilde, wie sie sich bei der chronischen Lungentuberkulose finden, werden im Hinblick auf die Thorakokaustik im folgenden allein zur Erörterung kommen. Zuerst seien die mannigfachen Erscheinungsformen der strangförmigen Adhäsionen, dann der Membranen und endlich kurz die flächenhaften Adhärenzen besprochen. Die Abhandlung über die strangförmigen Adhäsionen werden wir dazu benutzen, möglichst breit auf die Vorbedingungen zur Thorakokaustik einzugehen.

α) Die strangförmigen Verwachsungen im thorakoskopischen Bilde mit Hinweisen auf die Thorakokaustik.

1. Die Lagebeziehungen der strangförmigen Verwachsungen und ihre Lokalisierung. Je nach ihrer Beziehung zu den einzelnen Lungenabschnitten unterscheiden wir strangförmige Spitzen-, Ober- und Mittelgeschoßverwachsungen.

Die Zahl der Stränge ist meist wesentlich größer, als nach der Röntgenplatte angenommen werden kann. Durchschnittlich muß man mit der Anwesenheit von 3—4 Strangbildungen rechnen. Diese erscheinen ziemlich wahllos über das Spitzen- oder Obergeschoß oder über beide zugleich verstreut. Die Spitzengeschoßverwachsungen inserieren entweder in der Pleurahöhlenkuppe oder im Bereich des vorderen Abschnittes der ersten Rippe. Die Obergeschoßverwachsungen ziehen zur seitlichen Brustwand, nach hinten oder nach vorne. Die Spitzenadhäsionen treten, je mehr ihre Insertion nach medial rückt, mit der Vena und Arteria subclavia in Beziehung. Durch 2—3 strangförmige Spitzenverwachsungen können die Arteria und Vena subclavia fast völlig eingeschlossen werden. In anderen Fällen sitzen die Verwachsungen direkt der Arteria subclavia auf, die an den von den Strangbildungen mitgemachten pulsatorischen Bewegungen zu erkennen ist. Inserieren die Adhäsionen noch weiter nach medial, so treten sie mit den großen aufsteigenden Hohlgefäßen in engste Beziehungen. Manchmal zeigt sich die Vene aneurysmatisch ausgezogen. Meist gehen die Verwachsungen direkt in die mediastinale Pleura über. Ihr Vorkommen ist jedoch relativ selten. Die Zahl und Größe der strangförmigen Verwachsungen im Bereich des Obergeschoßes ist ungemein mannigfaltig; in jedem einzelnen Falle sind die Verhältnisse anders.

Die Lokalisierung der thorakalen Ansatzstelle von strangförmigen Verwachsungen ist thorakoskopisch durch Feststellung ihrer Beziehung zu den einzelnen Rippen und Intercostalräumen, die von oben nach unten abgezählt werden können, möglich. Sind die Rippen und Intercostalräume nicht ganz zu übersehen, so kann man sich dadurch helfen, daß man einen Intercostalraum durch ryhthmische Fingereinpressung von außen markiert und diese ryhthmischen Bewegungen mit dem Thorakoskop zu erfassen sucht. Hat man diesen bekannten Intercostalraum gefunden, so ist die Stranginsertion durch Abzählen der Rippen von hier aus leicht festzustellen.

2. Die Größenverhältnisse der strangförmigen Verwachsungen. Die Breite und Länge der strangförmigen Adhäsionen schwankt sehr. Nicht selten beobachtet man zwirnsfaden- bis wollfadendicke oder bis über daumendicke Verwachsungen. Bei dem gleichen Kranken können dünne und dicke Verwachsungen zu gleicher Zeit vorkommen.

Bei Verwachsungen mit größerem Umfang ist durch Hin- und Herwenden der Optik genau festzustellen, ob sie allseitig frei, d. h. isoliert sind. Es kann nämlich eine solche Verwachsung einen membranösen, sich lang hinziehenden

Fortsatz haben. Durch Anwendung der geraden Optik ist die Feststellung der Isolierung meist möglich. In Zweifelsfällen muß die seitliche Optik mit herangezogen werden.

Auch in der Länge der Verwachsungen kommen die mannigfachsten Größenunterschiede vor. Sie können 5 und mehr Zentimeter, können aber auch nur $^1/_2$—1 cm lang sein. Die dünnen Adhäsionen sind meist lang, die dicken dagegen meist wesentlich kürzer. Man wird bei der Thorakokaustik erst die dünnen Strangbildungen durchtrennen und dann erst die dickeren, um ein Durchreißen der ersteren nach Lösung der letzteren zu verhindern.

Man hat bei der Bestimmung der Längenausdehnung eines Stranges darauf zu achten, daß die Blickrichtung möglichst senkrecht zum Strang verlaufe. Bei längeren, gut zu übersehenden Strangbildungen ist dies von untergeordneter Bedeutung. Bei kürzeren jedoch kann dadurch, daß die Blickrichtung parallel zum Strang oder im spitzen Winkel zu ihm verläuft, wodurch eine perspektivische Verkürzung eintritt, die Stranglänge kürzer erscheinen, als sie in Wirklichkeit ist. Bei ziemlich kurzen Strangbildungen ist es deswegen wichtig, eine senkrechte Betrachtung des Stranges herbeizuführen. Eine solche Einstellung ist entweder mit der geradsichtigen oder seitlichen Optik stets möglich. Erst dann stellt man die Indikation für oder gegen die Operation.

Über die Länge und Breite der strangförmigen Adhärenzen gibt uns die Übertragung der Breite des Rippenbandes, das der Insertionsstelle der Adhäsion am nächsten liegt, ungefähren Aufschluß. Ein gelblichweißes Rippenband ist knapp 1 cm breit (s. Abb. 24, S. 36). Ist der Platinbrenner eingeführt, so können durch Anlegen der Platinspitze an den Strang seine Größenverhältnisse durch Vergleich mit der bekannten Länge der Platinöse bestimmt werden (s. Abb. 32, Seite 61).

3. Die einzelnen Strangabschnitte. Bei jeder Verwachsung hat man einen Lungenabgang und einen Brustwandansatz zu unterscheiden.

Der Lungenabgang der Verwachsung kann sehr verschieden sein. Die Adhärenz kann von der Lunge scharf abgesetzt abgehen, ohne daß die Lungenoberfläche eine wesentliche Alteration erfährt. Der rundlichen Lunge sitzt die strangförmige Adhäsion ziemlich unvermittelt auf (s. Abb. 22, Seite 30 und Abb. 33, Seite 62). Jedoch kann auch ein kleiner Lungenabschnitt, sich allmählich zuspitzend, weit ausgezogen werden und dann erst in den eigentlichen Strang übergehen. Bei solchem kegelförmigen Übergang der Lunge in den Strang wird dieser zum Teil, manchmal zum größten Teil auf Kosten der Lunge gebildet (s. Abb. 33, Seite 62). Bei einer großen Anzahl von strangförmigen Adhärenzen beteiligt sich die Lunge an der Verwachsung durch ausgezogenes Lungengewebe. Diesen stehen die meist hochroten, aus jungem Granulationsgewebe entstandenen interpleuralen Brücken, die der Lunge unvermittelt aufsitzen und die kein Lungengewebe enthalten, gegenüber.

Der thorakale Ansatz der Verwachsung erfolgt meist unter pyramidenförmiger Verbreiterung des Stranges. Er ist fast stets in mehrere Verstärkungspfeiler aufgeteilt, zwischen denen kleine Taschen liegen (s. Abb. 33, Seite 62). Der thorakale Ansatz kann ebenso breit wie der pulmonale Abgang des Stranges sein (s. Abb. 32, Seite 62). Oft aber ist die Brustwandinsertion breiter ausgezogen als der der Lunge aufsitzende Strangabschnitt. Das umgekehrte Verhältnis ist seltener.

4. Die Möglichkeit der Erkennung einer Lungenbeteiligung im Strange. Eine strangförmige Adhärenz — dasselbe gilt aber auch von den Membranen — kann nur aus Bindegewebe bestehen und eine Einlagerung von Lungengewebe oder tuberkulösen Veränderungen kann vollständig fehlen. Das wird vor allem bei den Adhäsionen der Fall sein, die infolge kollateraler Entzündung, ausgehend von einem tuberkulösen Herd, entstehen (S. 22 und 23). Nicht allzu selten findet man aber zipfelförmig ausgezogenes Lungengewebe in den Verwachsungen und gelegentlich auch für Tuberkulose charakteristische Veränderungen. Wir verweisen hier auf die histologischen Bilder (Seite 24). Beide Vorgänge gehen meist parallel nebeneinander her, aber es kann auch der tuberkulöse Prozeß ohne Lungenbeteiligung vorkommen. Es sind dies jene Fälle, in denen die umschriebene Pleuritis rein tuberkulöser Natur war und bei welchen das unspezifische Granulationsgewebe durch spezifisches ersetzt wird.

Wie weit kann nun thorakoskopisch der für die Kaustik so wichtige Aufbau einer Adhärenz erfaßt werden?

Wir haben oben darauf hingewiesen, daß die Pleura ein durchsichtiges Häutchen ist und daß es dadurch ermöglicht wird, die Oberfläche der unter ihr gelegenen Gewebe zu betrachten. Die Pleura wird im Bereiche von Verwachsungen als Deckschicht neu gebildet und ist so für gewöhnlich, wenn der Entzündungsprozeß, aus welchem die Verwachsung entstanden ist, gleichzeitig mit der Pleuraneubildung zur Ruhe kommt, völlig unverändert. So ist sie bei den Pleuraadhäsionen, die infolge kollateraler Entzündung entstehen, durchsichtig. Schwielenbildung, durch die ihre Durchsichtigkeit leidet, kommt bei diesen Verwachsungen seltener vor. Ist eine gesunde Pleura vorhanden, so kann das unter ihr gelegene, je nach seinem Alter hochrote oder blaßrote Bindegewebe erkannt werden. Auch der Lungenanteil des Stranges, wenn ein solcher besteht, ist deutlich durch die charakteristische Lungenoberflächenzeichnung, durch das anthrakotische Pigment zu sehen. Schwieriger werden jedoch die Verhältnisse, wenn die Pleura infolge fortlaufender entzündlicher Prozesse verdickt wird, oder durch schwielige Veränderung des in den Strang ausgezogenen Lungenteiles die Oberfläche der Lunge selbst verändert ist. Infolge dieser Vorgänge, die einzeln oder kombiniert vorkommen, wird die thorakoskopische Analyse erschwert. Jedoch gibt die bläuliche Farbe des pulmonalen Abganges der Verwachsung, die mit der rötlichen des Bindegewebes kontrastiert, recht gute Anhaltspunkte für die Beurteilung der Reichweite des Lungengewebes und der tuberkulösen Veränderungen im Strang (s. Abb. 24, Seite 36 und s. Abb. 33, Seite 62) Die Schwielenbildung kann eine Folge subpleural gelegener tuberkulöser Veränderungen sein, sie kommt aber auch ohne diese enge Beziehung zum tuberkulösen Herd vor.

Die Anwesenheit von tuberkulösem Gewebe kann sich auch, wie auf Abb. 28 zu sehen ist, durch subpleural gelegene und sich über die übrige Oberfläche erhebende Tuberkel, die aus der graurötlichen, schwielig verdickten Pleura hervorragen, verraten. Strangbildungen mit tuberkulösem Gewebe sind weißlich oder graurötlich, unregelmäßig gehöckert und haben meist keinen bindegewebigen Anteil. Besteht jedoch ein genügend langer, rötlicher glatter Bindegewebsanteil, so können diese Stränge auch durchbrannt werden.

Die Abschätzung der Lungenbeteiligung ist aber fast unmöglich, wenn die Pleura in ganzer Ausdehnung infolge allgemeiner Pleuraverdickung undurchsichtig ist, wie man es bei älteren Pneumothoraces, besonders mit länger bestehenden Exsudaten sieht. Gelegentlich kann hier die Verfolgung der Konturen der Lungenoberfläche, die sich im Strang hin und wieder gut absetzen, Aufschlüsse geben. Bei diesen Verhältnissen ist eine Strangdurchbrennung stets ein Glücksspiel. Bei der weitaus größten Zahl aller Strangbildungen kann die Beteiligung von Lungen- und tuberkulösem Gewebe durchaus erkannt werden.

Ehe wir diesen Abschnitt schließen, sei noch kurz auf die Erschwerung der Strangbeurteilung bei großem Umfang der Stränge hingewiesen. Ist die Pleura bei solchen Strängen durchsichtig, so kann wenigstens die Oberfläche der einzelnen Teile beurteilt werden, obwohl wir auch dann noch nichts oder nur wenig über ihren inneren Aufbau selbst wissen. Im Zentrum des Stranges könnte ja Lungen- und tuberkulöses Gewebe vorhanden sein. Ist aber die Pleura schwielig verändert, so daß nicht einmal die Oberfläche abgeschätzt werden kann, so ist die Beurteilung des Stranges nicht möglich. Die Länge der Strangbildungen ist dann von ausschlaggebender Bedeutung für die Thorakokaustik.

5. Die zur Kauterisation notwendige Länge des bindegewebigen Anteils eines Stranges. Kremer hat Versuche an Meerschweinchensehnen darüber angestellt, wie lange der bindegewebige Anteil eines Stranges sein muß, damit bei der Strangdurchbrennung die Lunge nicht verletzt wird. Bei seinen Untersuchungen stellte er die Breite der eingetretenen Koagulation nach Kauterisation fest. Beim Brennen mit Rotglut tritt eine Koagulationszone von 3 mm Breite nach beiden Seiten hin auf. Bei Verwendung von Weißglut ist sie geringer, bei Benutzung von Hochfrequenzströmen etwas größer. Da die Strangbildungen immer stark brustwandnah durchtrennt werden, so hat man als Mindestbreite des bindegewebigen Anteils $^1/_2$ cm zu fordern. Je länger dieser bindegewebige Anteil ist, desto besser (s. Abb. 24, Seite 36 und Abb. 33, Seite 62).

6. Der Blutgefäßreichtum der Verwachsungen. Der Gehalt an Blutgefäßen ist schwankend. Wie weit kann thorakoskopisch auf den Gefäßreichtum geschlossen werden? Hier gibt die Farbe des Bindegewebsanteils der Verwachsung gewisse Anhaltspunkte. Ist dieser hochrot, so wird man einen ziemlich großen Gefäßgehalt annehmen können. Bei Durchtrennung solcher Adhäsionen begegnet man der Blutungsgefahr am besten dadurch, daß man mit rotglühender Platinschlinge brennt. Hierdurch wird die Koagulation intensiver als wenn Weißglut verwendet wird. Hervé, Singer, Jacobaeus und Maendl haben, um eine noch breitere Koagulation zu erreichen, die Kaltkaustik (Hochfrequenzströme) herangezogen. Blaßrote Verwachsungen sind relativ gefäßarm, so daß man bei vorsichtigem Brennen niemals Blutungen erlebt.

Durch Anwesenheit von größeren arteriellen Gefäßen soll gelegentlich eine sichtbare Pulsation des Stranges zustande kommen. Wir haben eine *solche* Pulsation bisher nicht beobachtet. Pulsierende Bewegungen werden öfter auf die strangförmigen Verwachsungen durch Übertragung der Herzpulsation fortgeleitet.

In seltenen Fällen enthalten die Adhäsionen jedoch größere Gefäße. Eine Gefahr bilden nur die arteriellen Gefäße, während die venösen als ungefährlich angesehen werden können. Jacobaeus, der variköse Venen an der Oberfläche von Adhärenzen beobachtete und diese durchbrannte, hält die Durchtrennung sogar solcher Gefäße für ungefährlich. Blutungen aus größeren arteriellen Gefäßen können, wenn man mit Rotglut brennt, auch vermieden werden. Die meisten Blutungen kommen durch unvorsichtiges Brennen, d. h. durch Brennen mit Weißglut. Bei dicken Strängen ist selbstverständlich die Blutungsgefahr größer. Zu brustwandnahes Brennen, das dann zustande kommt, wenn der Brenner nicht senkrecht zum Strangansatz liegt, sondern spitzwinkelig, wodurch sich die Brennerspitze in die Brustwand einbrennen kann, kann gelegentlich zur Verletzung eines Astes der Arteria intercostalis führen. Brustwandblutungen stellen das größte Kontingent der Blutungen bei der Thorakokaustik. Die näheren zahlenmäßigen Angaben über Blutungen bei unserem Material finden sich weiter hinten in dem Kapitel über die Komplikationen.

Daß relativ selten Blutungen bei der Thorakokaustik zur Beobachtung kommen, liegt wohl daran, daß das Strangende nach der Durchbrennung — wovon man sich bei jeder Operation überzeugen kann — sofort zusammenschnurrt. Hierdurch kommt eine Verschließung der Gefäßlumina zustande.

Bei Brennung von Spitzenadhärenzen ist selbstverständlich wegen der nahen Beziehungen zur Arteria und Vena subclavia eine genaueste Orientierung notwendig. Eine Verletzung dieser großen Gefäße führt wohl immer zum schnellen Tode des Kranken. Ein solcher Fall ist von GULLBRING kürzlich mitgeteilt worden.

Die Fülle der Erscheinungen, in welchen uns die strangförmigen Verwachsungen entgegentreten, ist so groß, daß sie sich nur schwer beschreiben läßt. Für die Strangdurchbrennung selbst ist es von größter Bedeutung — das gilt auch für die im folgenden zu erörternden Membranen —, daß in jedem einzelnen Fall die Verwachsung auf ihren inneren Aufbau, wie es weiter oben beschrieben worden ist, untersucht wird [1].

7. Zusammenfassung.

a) In der weitaus größten Zahl aller Strangbildungen ist der Lungen- und der Bindegewebsanteil gut zu unterscheiden.

b) Bei gleichmäßiger Verdickung der Pleura, wodurch die einzelnen Strangabschnitte nicht mehr mit Sicherheit zu erkennen sind, ist jede Strangdurchbrennung gefährlich, vor allem, wenn es sich um dickere Adhärenzen handelt.

c) Der Gefäßreichtum der Verwachsungen läßt sich aus der Farbe des Bindegewebsanteils bei durchsichtiger Pleura mit ziemlich großer Sicherheit erkennen. Bei dickeren Adhärenzen muß stets mit der Möglichkeit einer Blutung gerechnet und so sehr vorsichtig gebrannt werden.

d) Die Länge des Bindegewebsteiles der Verwachsung muß *wenigstens* $^1/_2$ cm betragen, damit man die Indikation zur Strangdurchbrennung stellen kann.

e) Bei Beachtung dieser Regeln ist die Strangdurchbrennung, wie durch vielhundertfache Erfahrung bewiesen ist, ungefährlich.

[1] Uns erscheint eine auf pathologisch-anatomischer Grundlage aufgebaute Beurteilung der Verwachsungen für das operative Handeln wertvoller zu sein als eine Einteilung, wie sie MAURER aufgestellt hat, nach rein morphologischen Gesichtspunkten, welche für den inneren Aufbau der Verwachsungen maßgebend sein soll.

β) Die membranösen Verwachsungen.

Eine scharfe Trennung zwischen den strangförmigen und membranösen Verwachsungen kann nicht durchgeführt werden. Die Übergänge zwischen ihnen sind fließend. Im folgenden werden nur die sich lang hinziehenden Verwachsungen behandelt.

Durch die längere Ausdehnung der Membranen ist ihr thorakoskopisches Erfassen schwieriger. Ihre Enden liegen, vorausgesetzt, daß sie isoliert sind, weit auseinander und oft muß man sich mit dem Thorakoskop an der Membran entlang tasten, um die Lage des entfernteren Endes feststellen zu können.

Die Membranen sind vorhangartige Bildungen von verschiedener Länge. Wir sehen sie oft sich als schleierdünne durchsichtige Häutchen, durchzogen von Verstärkungspfeilern, zwischen Brustwand und Lunge ausspannen, dann wieder infolge ihres Bindegewebsreichtums als rote oder rötliche oder auch weißliche undurchsichtige Verwachsungen erscheinen. Kürzere Membranen können unter Zwischenschiebung kleiner Abstände, immer in derselben Richtung verlaufend, aufeinander folgen, oder längere Membranen werden durch ovaläre Fensterbildungen unterbrochen (s. Abb. 33a, Seite 62). Das thorakoskopische Bild ist ungemein vielgestaltig.

Ebenso wichtig wie bei den strangförmigen Adhäsionen ist auch bei den Membranen die Feststellung der Lage und ihrer Beziehungen zur Lunge. Es ist notwendig, sich in jedem Falle Klarheit darüber zu verschaffen, ob die Membran isoliert ist, d. h. ihre beiden Enden frei sind, oder ob sie, sich allmählich verkürzend, in eine enge Verlötung von Lunge und Brustwand übergeht. Eine solche Membran kann dann nur eingekerbt werden, eine völlige Lösung ist nicht möglich. Ehe man Membranen einkerbt, hat man sich darüber eine Vorstellung zu machen, ob durch die Operation ein Effekt erzielt werden wird oder nicht. Flächenhaften Verwachsungen sind öfters segelartige Membranen vorgelagert. Ihre Einkerbung bringt meist keinen Erfolg. Gelegentlich kann es recht schwierig sein zu unterscheiden, ob eine lang ausgedehnte, membranartige Verwachsung nicht die Umgrenzung einer flächenhaften Verlötung ist. Solche Befunde erhebt man dann, wenn die Blickrichtung senkrecht auf die Mitte der Membran gerichtet ist. Unter Verwendung der geradsichtigen und seitlichen Optik ist es aber immer möglich, die Tiefenausdehnung der Adhärenz festzustellen. Ist diese gering, so handelt es sich um eine Membran, ist sie groß, so besteht eine flächenhafte Verlötung. Flächenhafte Pleurasynechien können nicht thorakokaustisch gelöst werden. Für die Thorakokaustik kommen nur strangförmige und membranöse Verwachsungen in Betracht.

Über die Verlaufsrichtung der Membranen wurde weiter vorne berichtet. Für die Spitzengeschoßmembranen gilt dasselbe, was von den strangförmigen Spitzengeschoßverwachsungen gesagt wurde (s. S. 49).

Bei der Brennung von Membranen findet man einerseits oft sehr derbe Verhältnisse vor, andererseits kann das Innere der Membranen ungemein feinfädig aufgebaut sein. Ihre Entstehungsart dürfte einen Einfluß auf diese Verhältnisse haben. Größere Membranen lassen sich ebenso wie dickere Stränge nicht immer in einer Sitzung durchtrennen. Eine eventuell mehrmalige Wiederholung der Operation ist dann nicht zu umgehen.

Auf ein interessantes thorakoskopisches Bild, das wir fast stets auf der rechten Brustseite fanden, sei hier noch kurz eingegangen. An Stelle von dickeren

Verwachsungen findet man den relativ schmalen Luftmantel von hunderten feiner und feinster weißlicher, zum Teil sich überkreuzender Fäden durchzogen. Die Ausbreitung der Fädchen erstreckt sich meist über die ganze Pleurahöhle. Die Pleura ist weißlich und schwielig verdickt. Ob es sich hier um eine Spontanlösung von flächenhaften Verwachsungen handelt, ist nicht mit Sicherheit zu sagen. Eine isolierte herdförmige Entstehung dieser vielen kleinen Stränge scheint jedoch unwahrscheinlich.

γ) Die flächenhaften Adhäsionen.

Thorakoskopisch geht die Lunge bei den flächenhaften Verwachsungen breit in die Brustwand über. An der Stelle des Überganges besteht eine nur wenige Millimeter breite weißliche oder rötliche Bindegewebszone. Ihre Ausdehnung schwankt in großen Grenzen.

Schließlich wären noch die Verwachsungen strangförmigen oder membranösen Charakters im Bereiche des Interlobiums zu erwähnen. Ihre Durchtrennung ist niemals indiziert.

Die Lungen-Zwerchfellverwachsungen bandförmiger oder membranartiger Natur kommen relativ selten zu Gesicht. Ihre Durchtrennung findet sehr selten statt. Bei dieser bereiten die Zwerchfellbewegungen infolge der Atmung gewisse Schwierigkeiten.

Das Vorkommen von Verwachsungen, die ohne Mitbeteiligung der Lunge sich zwischen der Rippenkrümmung im Bereich der Pleura parietalis ausdehnen, wird ziemlich selten beobachtet. Cova hat schwalbennestförmige Verwachsungen zwischen Rippe und Rippe beschrieben und er führt sie auf fibrinöse Schleier infolge der schildpattförmigen Pleuritis zurück. Sie können aber nach ihm auch aus fibrinösen Blasen mit serofibrinösem Inhalt, die sich über den schildpattförmigen Pleuritiden bilden, entstehen. Nicht allzu selten werden blasige Vorwölbungen der Pleura parietalis, entweder in der Nähe von Stranginsertionen oder aber von diesen entfernt gelegen beobachtet. Die Entstehung dieser Blasen ist nicht klar. Da wir niemals diese Gebilde öffneten, wissen wir nichts über ihren Inhalt. Sicher stehen sie aber nicht mit den Blasen bei der schildpattförmigen Pleuritis in Beziehung.

III. In welchen Fällen von Pneumothorax die Thorakoskopie indiziert ist.

Wir nehmen in jedem Falle von Pneumothorax, bei welchem die Möglichkeit einer Ergänzung durch die Thorakokaustik gegeben ist, die Thorakoskopie vor. Nach unserer Erfahrung soll man mit der Anwendung dieser nicht zu sparsam sein. Wir haben eben kein anderes Verfahren, das uns über die Gründe der Wirkungslosigkeit eines Pneumothorax so genauen Aufschluß gibt. Im folgenden sei in zwei Röntgenbildern die Überlegenheit des thorakoskopischen Bildes über das Röntgenbild gezeigt.

Bei der Kranken wurden durch eine Thorakokaustik mehrere seitlich zur Brustwand ziehende Strangbildungen durchtrennt. Der in Abb. 29a wiedergegebene Film ist nach dieser Thorakokaustik angefertigt worden. Da nur ein beschränkter Effekt zustande kam, wurde nochmals eine Thorakoskopie

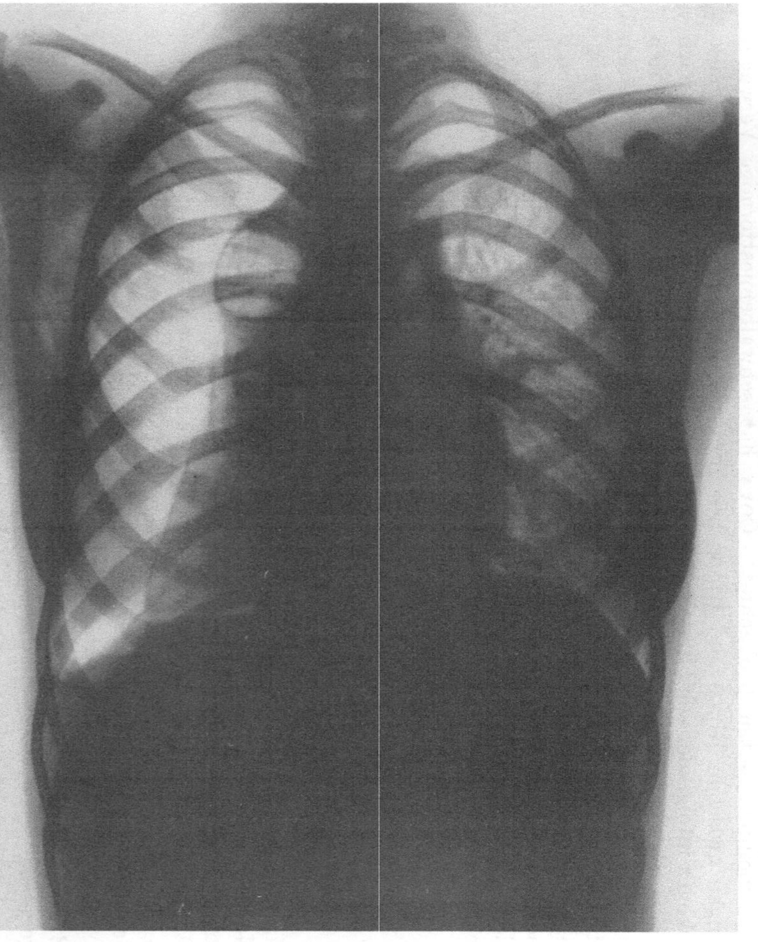

Abb. 29 a. Großer Pneumothorax links mit großer Kaverne, die mediastinal breit fixiert zu sein scheint. In Höhe der Kaverne feine nach der Brustwand zu konvergierende Schattenstreifen; Ein muskuläres Emphysem

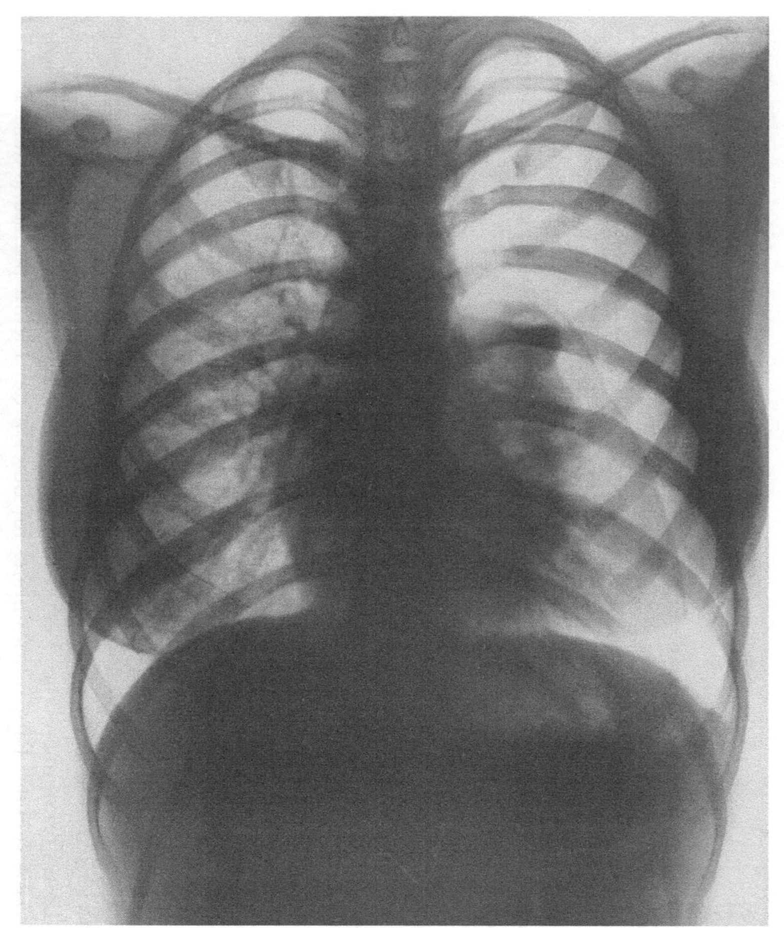

Abb. 29 b. Nach Strangdurchbrennung. Die Kaverne war nicht durch eine breitere Adhärenz am Mediastinum fixiert, sondern durch einen langen schmalen Strang ausgespannt gehalten worden. Dieser Strang ist auf dem vorhergehenden Film

vorgenommen, bei der sich ein dünner Strang fand, der paravertebral ansetzte und auf der Abb. 29a nicht zu sehen ist. Seine Durchtrennung brachte den in Abb. 29b dargestellten Effekt. Wir verfügen über eine Anzahl solcher Beobachtungen, aus denen die Überlegenheit der Thorakoskopie gegenüber dem Röntgenbild evident hervorgeht, haben aber diesen Fall herausgegriffen, weil auf der Abb. 29a ein nach Strangdurchbrennung öfter zu beobachtendes Phänomen besonders schön zu sehen ist. Man sieht in Höhe der Kaverne feine, der Pectoralismuskulatur entsprechend ziehende dunkle Streifen, die nach lateral konvergieren. Es ist ein postoperatives Emphysem, das hier auch röntgenologisch zur Darstellung kommt. Die postoperativen Hautemphyseme zeigen sich auf der Röntgenplatte, wenn diese einen oder wenige Tage nach der Kaustik angefertigt wird, meist in einer unregelmäßigen Fleckelung im Bereich der Pneumothoraxblase.

D. Ausführung der Operation.

1. Lokalisierung der Stränge.

Zur richtigen Auswahl der Einstichstelle und damit zum raschen Verlauf der Operation ist die richtige Lokalisierung der Stränge notwendig. Diese kann nicht durch eine einzige Röntgenaufnahme in sagittaler Richtung gegeben werden. Auch die Durchleuchtung versagt hier meistens, da die Stränge oft so dünn sind, daß sie bei seitlicher Stellung des Kranken nicht sichtbar sind. Aus diesem Grunde führt auch der Lokalisierungsversuch durch Röntgenaufnahmen in zwei verschiedenen Ebenen nicht zum Ziel.

Eine sehr brauchbare Methode stellen dagegen stereoskopische Aufnahmen dar. Durch die Vervollkommnung der Technik ist es jetzt gelungen, stereoskopische Aufnahmegeräte herzustellen, die in 0,7—1,0 Sekunden, also in einer Zeit, in der die meisten Kranken Atemstillstand bewahren können, sehr gute stereoskopische Aufnahmen ergeben. Die Stereoskopie belehrt genau über den Verlauf und Ansatz der meisten Stränge (Tafel 1).

2. Vorbereitung des Kranken.

Der Pneumothorax wird zweckmäßig einige Tage vor der Kaustik nachgefüllt. Am Abend vor der Operation werden Achselhöhle und eventuell sonstige Bezirke des Thorax enthaart. Unruhige Kranke erhalten ein Schlafmittel. Am Tage der Operation bleibt der Kranke nüchtern, nur wenn die Operation spät angesetzt ist, kann er morgens eine Tasse Kaffee trinken. $^1/_2$ Stunde vor der Operation erhält er ein Narkoticum. Uns hat sich dazu 0,02—0,03 Laudanon gut bewährt.

3. Lagerung des Kranken.

Der Kranke wird am besten zunächst auf die gesunde Seite gelagert. Eine unter den Brustkorb geschobene Bettrolle sorgt dafür, daß die Rippen weit auseinandertreten. Durch diese Lage fällt die Lunge zur Mittellinie, der laterale Spalt des Pneumothorax erweitert sich und bietet genügend Platz zum ungefährlichen Einstechen des Optiktroikarts. Dieser Einstich ist sozusagen das einzige, was ins Blinde geschieht, alle anderen Eingriffe werden unter Leitung des optischen Bildes ausgeführt.

Da sich häufig im Pneumothoraxraum kleine Exsudate befinden, die bei der oben beschriebenen Lagerung in die Thoraxkuppe fließen und dort vorhandene Stränge bedecken, muß ein Tisch zur Verfügung stehen, dessen Kopfende sich leicht um 45° heben läßt. Am besten eignet sich dazu der von KREMER angegebene Drehtisch, der aus den im anatomischen Teil angegebenen Gründen noch besondere Vorzüge hat (s. S. 17).

4. Operation mit der geradsichtigen Optik.

Bei den folgenden Betrachtungen setzen wir den Gebrauch der geradsichtigen Optik voraus. Am Schlusse des Kapitels sollen dann die Besonderheiten, die sich aus dem Gebrauch der seitlichen Optik ergeben, besprochen werden.

Als Einstichstelle für den Optiktroikart bevorzugen wir die Gegend zwischen vorderer und hinterer Axillarlinie einmal, weil wir diese auf den gebräuchlichen sagittalen Röntgenaufnahmen am besten übersehen und uns bestimmt davon überzeugen können, daß wir in freien Pleuraraum kommen und zweitens, weil man von hier aus den weitesten Überblick über den Pneumothoraxraum hat. Setzen die Stränge hauptsächlich am hinteren Ende der Rippen an, so wählen wir die vordere, setzen sie am vorderen Rippenende an, die hintere Axillarlinie. Die Stränge liegen dann der eingeführten Optik gegenüber und kommen sofort ins Gesichtsfeld. Bei mehreren Strängen mit verschiedenen Ansätzen bevorzugen wir die mittlere Axillarlinie. Die Einstichstelle muß mindestens 4 cm von dem thorakalen Ansatz der Stränge entfernt sein. Wenn man keine genaue Lokalisierung vornehmen konnte, empfiehlt es sich, möglichst weit entfernt von den Strängen mit der Optik einzugehen.

Nachdem der Thorax gut mit Alkohol abgerieben und mit Jodtinktur angestrichen ist, wird die Einstichstelle, falls man mit Lokalanästhesie arbeiten will, gut anästhesiert. Man kommt mit Lokalanästhesie meist aus. Man darf dabei nicht nur einen schmalen Stichkanal infiltrieren, sondern man muß das Gebiet in weiterer Ausdehnung unempfindlich machen. Vor allem empfiehlt es sich, sowohl die obere wie die untere Rippe mit der Nadel aufzusuchen und das Periost zu anästhesieren. Bei Einstichen ventral von der Axillarlinie muß man sich bei der Injektion durch häufiges Zurückziehen des Spritzenstempels davon überzeugen, daß die Nadelspitze nicht in einem Intercostalgefäß sitzt.

Dann wird die Haut an der beabsichtigten Stelle des Einstichs in etwa $1^1/_2$ cm Länge eingeschnitten. Anfänger machen den Schnitt meist zu kurz, dann umschließt die Haut beim Einstechen den Troikart wie ein Schnürring, und dieser kommt trotz großer Kraftanstrengung nicht tiefer. Ist der Hautschnitt groß genug, so wird nun der Troikart, der mit einem Pneumothoraxapparat verbunden ist, mit langsam bohrenden Bewegungen eingestochen, bis man am Nachlassen des Widerstandes merkt, daß die Spitze in die Pleurahöhle eingedrungen ist. Man muß sich hierbei wegen des S. 14 geschilderten Verlaufs der Intercostalgefäße an den oberen Rand der unteren Rippe halten.

Schlägt das Manometer am Pneumothoraxapparat nicht sofort aus, so zieht man den Dorn etwa 2 cm zurück. Bekommt man jetzt noch keinen Ausschlag, so war nur die Spitze des Stiletts in der Thoraxhöhle. Man muß den Dorn wieder in das Röhrchen einführen und den Troikart etwas tiefer schieben. Erneutes Herausziehen des Dorns bringt jetzt meist deutliche Manometerschwankungen; eventuell muß das Vorgehen noch einmal wiederholt werden. Hat man deutliche Ausschläge erzielt, so läßt man, um Lungenverletzungen zu vermeiden, den halb herausgezogenen Dorn durch einen Assistenten halten und wendet sich der Prüfung der Optik zu. Durch Anfassen der Lampe mittels eines dicken Gazetupfers, um die Asepsis nicht zu verletzen, überzeugt man sich, daß sie fest auf dem Lampenträger aufsitzt. SCHROEDER berichtet über

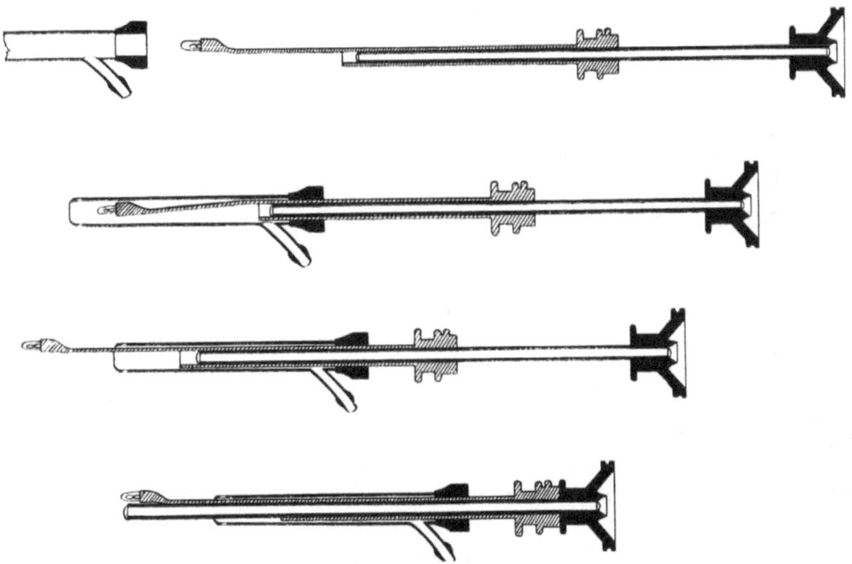

Abb. 30. Die nach vorne leuchtende Lampe ist an einem federnden Lampenträger angebracht, der zuerst durch die Troikarthülse eingeschoben wird. Nach Austritt aus der Hülse schnellt die Lampe zur Seite und läßt nun den Weg für die Einführung des optischen Systems frei.

einen Kranken, der ein Mignonlämpchen in der Thoraxhöhle mit sich herumträgt. Durch Probeeinschaltung stellt man nun das Licht auf die richtige Helligkeit ein. Die Lampe soll so hell glühen, daß man beim Hineinsehen in das Licht den Glühfaden als solchen eben nicht mehr erkennen kann. Dann wird das optische System aus dem körperwarmen Alkohol herausgenommen und mit einem Tupfer gut abgetrocknet. Durch Ansehen eines kontrastreichen Gegenstandes, am besten des im Leuchtkasten stehenden Röntgenfilms, überzeugt man sich, daß die Linse klar ist. Nach Hineinschieben des optischen Systems in den Lampenhalter, bis es eben aus dem Röhrchen hinausschaut, ist ein nochmaliges kurzes Abwaschen mittels eines sterilen Tupfers notwendig für den Fall, daß sich im Lampenhalter noch einige Tropfen Wasser vom Auskochen befinden sollten. Die Einführung in das Troikartröhrchen geschieht, wie aus Abb. 30 zu ersehen ist, indem zunächst der Lampenträger bis zur mattierten Marke eingeschoben wird. In diesem Augenblick schnellt die aus dem Röhrchen herausgetretene Lampe infolge ihrer Federung zur Seite und läßt den Weg für das optische System frei, das nun mühelos vorgeschoben werden kann. Bei der Einführung der Optik soll man nach GRAVESEN das Troikartröhrchen möglichst tangential zur Brustwand halten, um zu vermeiden, daß etwa durch den Einstich gebildete Blutstropfen an dem Röhrchen hinunter an seine innere Öffnung sickern und dadurch die Optik bei der Einführung beschmutzt wird. Sollte dieses trotzdem eintreten, so muß man die Optik noch einmal herausnehmen. Dazu muß man zuerst das optische System etwa 5 cm zurückziehen und dann den Lampenträger, bis man auf einen Widerstand stößt, der durch Anstemmen der Lampe, die jetzt seitlich von dem Röhrchen steht, verursacht wird. Eine leichte Drehung des Lampenträgers um die Längsachse mit leichtem Zug bringt die Lampe in das Röhrchen hinein, so daß sie mühelos herausgezogen werden kann. Das optische System wird dann mit sterilen Tupfern abgewischt und erneut eingeführt. Sollte das Blut zu fest an der Optik kleben, muß man den Tupfer mit etwas Anästhesierungsflüssigkeit anfeuchten und die Linse hiermit abwaschen. Da hierdurch das optische System abgekühlt wird, muß man es leicht über einem Spirituslämpchen erwärmen, durch intensives Reiben mit einem sterilen Tupfer erhitzen, oder man muß nach erneutem Einführen etwas abwarten, bis sich der leichte Hauch verzogen hat. Ist die Optik eingeführt, so richtet man sie gegen die Pleurakuppel und sieht nun meist den ganzen Oberlappen mit den ihn ausspannenden Strängen. Hat man vorher stereoskopische Aufnahmen gemacht, so kann man die Optik direkt in der Richtung auf die Stränge einführen. Durch Hin- und Herneigen und Herumführen des Instrumentes leuchtet man die ganze Pleurahöhle ab, damit einem keine Stränge entgehen (s. normale Anatomie: der Gang der Absuchung). Sollten Stränge oder Membranen so nahe dem Gesichtsfelde liegen, daß man den thorakalen Ansatz auch bei stärkster Neigung und möglichst weitem Abstand der Optik nicht vollkommen übersehen kann, so soll man nicht lange zögern, sondern eine andere Einstichstelle aussuchen. Diese kann man zuerst mit der Optik im inneren Thoraxraum festlegen und sie dann auf die äußere Brustwand übertragen. Das wird in der Weise gemacht, daß eine geeignete Stelle in der Mitte des Gesichtsfeldes eingestellt wird. Wo die Verlängerung des Thorakoskops die Brustwand treffen würde, wird mit dem Finger der Intercostalraum eingedrückt. Man sieht dann im thorakoskopischen Bilde die Vorwölbung des Zwischenrippenraumes und kann sich vergewissern, daß es die gewünschte Eingangsstelle ist (SCHROEDER). An dieser muß dann, nachdem die erste Stichstelle in der weiter unten zu beschreibenden Weise versorgt ist, erneut eingegangen werden. Sollte man überhaupt kein Bild erhalten, so liegt das daran, daß das Thorakoskop auf die Lunge oder gegen einen Strang stößt. Man kann sich dagegen sichern, indem man nach dem Vorschlage MAURERs vorher die Einstichstelle sondiert. MAURER führt zu diesem Zwecke eine SAUGMANNsche Pneumothoraxkanüle ein, durch die er einen möglichst reibungslos gleitenden Mandrin so weit vorschiebt, daß er die Spitze der Nadel überragt. Schiebt er jetzt die Nadel langsam in den Thoraxraum vor, so wird der Mandrin beim Auftreffen auf die Lunge oder auf Verwachsungen zurückgedrängt. Dieses Verfahren ist zweifellos bei kleinem Pneumothorax, oder wenn die Röntgenaufnahme an der beabsichtigten Eingangsstelle nicht mit Sicherheit einen weiten freien Pleuraspalt ergibt, zu empfehlen, doch erscheint es uns unnötig, wenn das Röntgenbild an der Eingangsstelle einen weiten vollkommen freien Pleuraspalt zeigt. Wenigstens ist es uns unter jetzt über 500 Thorakoskopien nur ein einziges Mal vorgekommen, daß wir nicht sofort ein brauchbares Bild erhielten und in diesem Falle zeigte das Röntgenbild in der Gegend, die zum Einstich gewählt wurde, einen diffusen Schleier. Ist man über die Zahl der Stränge im klaren, so wird jeder durch genaue Inspektion auf seine Durchbrennbarkeit geprüft. Man geht deshalb durch einfaches Heranschieben der Optik möglichst nahe an ihn heran. Damit hierbei die ja jetzt seitlich von der Optik stehende Lampe beim Herumgehen um Stränge nicht hängen bleibt, trägt der Lampenhalter an seinem okularen Ende einen Knopf, der den jeweiligen Stand der Lampe zum optischen System anzeigt. Bei der übrigen Operation soll die Lampe sich nach Möglichkeit lateral vom optischen System befinden, damit sie beim Aufliegen auf der Lunge diese durch Erhitzen nicht schädigen kann.

Durch Betrachten der interessierenden Gegenstände von beiden Seiten kann man sich über ihre Tiefenausdehnung orientieren (s. S. 5 u. 6). Nach den im pathologisch-anatomischen Teil gegebenen Betrachtungen muß man zu einer genauen Vorstellung über den anatomischen Charakter der Stränge (Einbeziehung von Lungengewebe, Blutreichtum, Vorhandensein von Käseherden usw.) kommen und hiernach die Indikation zur Operation stellen. Die Bestimmung des Verlaufs und des Ansatzes der Stränge macht bei der geradsichtigen Optik keine Schwierigkeiten, da sie dem thorakoskopischen Bilde entspricht.

Bei der nun folgenden Wahl der Einstichstelle für den Brenner sind folgende Gesichtspunkte zu berücksichtigen:

1. Der Brenner darf mit seinem Schaft (wir verstehen darunter den nicht aus Platin bestehenden Teil des Brenners) nicht auf der Lunge aufliegen. Da dieser sich beim Einschalten des Stromes auch häufig erhitzt, könnte es zum Ankleben an der Lunge und beim Loßreißen zu Verletzungen kommen.

2. Der Brenner soll hart an der Thoraxwand angelegt werden (Jacobaeus, Ulrici, Kremer u. a.). Man vermeidet so am besten eine Verletzung von Lungenausläufern in den Strängen.

3. Der Brenner soll möglichst senkrecht zum Strang liegen, da er sich dann nur einen kurzen, etwa einem Kreis entsprechenden Weg zu bahnen braucht, während in anderen Fällen die Brennfläche einer Ellipse entspricht. Ein weiterer Nachteil bei mehr oder weniger paralleler Richtung des Brenners zum Strang besteht darin, daß der Brennerschaft leicht am pulmonalen Stumpf des Stranges anklebt und schwierig wieder zu lösen ist.

4. Der Brenner soll möglichst senkrecht zur Optik stehen, so daß man die Platinschlinge ganz übersehen kann. Man vermeidet dadurch unnötige Verletzungen der Thoraxwand, die leicht eintreten können, wenn beim Betrachten des Brenners in starker Verkürzung die Brennerspitze nicht recht übersehen werden kann.

Sind mehrere Stränge vorhanden, so richtet sich die Einstichstelle nach dem am schwierigsten zu durchbrennenden Strang. Lange, dünne Stränge kann man natürlich auch von einer weniger günstigen Stelle aus angehen. *Zeigt sich, daß der Einstich zur Durchbrennung eines Stranges nicht günstig ist, so soll man lieber noch einen zweiten Einstich machen, als sich von einer ungünstigen Stelle aus abzumühen.*

Unter diesen Voraussetzungen haben sich nun folgende Einstichstellen am besten bewährt, die in dem von Kremer angegebenem Phantom angebracht sind (s. Abb. 14).

Betrachten wir die praktisch wichtigsten Stränge, nämlich die vom Oberlappen ausgehenden (Abb. 31). Aus praktischen Gründen teilen wir sie ein in solche, die an der lateralen Thoraxwand in einem Gebiet, das von der vorderen Axillarlinie und von der Scapularlinie begrenzt wird, und in solche, die medial von der vorderen Axillarlinie bzw. von der Scapularlinie ansetzen. Vorausgesetzt, daß man mit der Optik in der mittleren Axillarlinie im 6. Intercostalraum eingegangen ist, lassen sich die Stränge der ersten Gruppe, gleichgültig, ob sie an die Thoraxkuppe oder weiter nach unten ansetzen, von einer Einstichstelle im 1. oder 2. Intercostalraum nahe dem Sternalrand, aber lateral von den Vasa mammaria gut erreichen, und zwar wählt man den ersten Intercostalraum bei höher, den zweiten bei tiefer sitzenden Strängen. Bei dieser Anordnung kommt der Brenner mit Ausnahme direkter Spitzenadhäsionen, bei denen er mehr oder weniger spitzwinklig liegt, senkrecht zum Strang; er liegt fast senkrecht zur Optik, so daß die Platinschlinge gut zu übersehen ist. Von dieser Stelle aus kann man bei einigermaßen gutem Kollaps des Oberlappens auch Spitzenstränge, die nach hinten von der Scapularlinie ansetzen, ideal erreichen. Ist der Kollaps dagegen nur gering, so liegt dabei der Brennerschaft leicht der Lunge an, weshalb aus den oben erwähnten Gründen diese Einstichstelle dann nicht brauchbar ist. Für medial von der vorderen Axillarlinie ansetzende Stränge liegt diese Einstichstelle meist zu nahe. Man kann dann die notwendige Neigung des Brenners wegen des Widerstandes der Thoraxwand nicht erzielen. Für diese Stränge muß man andere Einstichstellen wählen. Die Stränge, die medial von der Scapularlinie ansetzen, erreicht man besser von einer Eingangsstelle zwischen Scapular- und Paravertebrallinie etwa im 7. oder 8. Intercostalraum. Man kommt dann meist senkrecht mit dem Brenner an die Stränge heran. Er liegt allerdings bei hochsitzenden Adhäsionen oft parallel der Optik, wodurch die Übersicht über die Brennerschlinge erschwert wird. Dies kann man aber vermeiden, wenn man den Strang vorher stereoskopisch festgelegt und deshalb nach den oben erwähnten Grundsätzen die Optik weiter nach vorn eingeführt hat.

Stränge, die medial von der vorderen Axillarlinie ansetzen, erreicht man von einer Einstichstelle im 4.—5. Intercostalraum möglichst medial, soweit die anatomischen Verhältnisse es erlauben. Auch hier sieht man den Brenner bei hochsitzenden Strängen — Einstich der Optik in der mittleren Axillarlinie vorausgesetzt — in starker Verkürzung, weshalb es vorteilhaft ist, bei diesen Strängen nach vorheriger genauer Lokalisation durch stereoskopische Aufnahme die Optik weiter nach hinten einzuführen. Diese Stränge kann man bei großem Pneumothorax auch von einer Einstichstelle im 3. Intercostalraum im Interscapularraum erreichen.

Bei den sonstigen atypischen Strängen Regeln aufzustellen, erübrigt sich, da jeder, der sich die aufgestellten Grundsätze zu eigen gemacht hat, auch in diesen Fällen die richtige Eingangsstelle finden wird.

Die nun folgenden Eingriffe werden alle unter Leitung durch die Optik am besten durch einen Assistenten ausgeführt.

Die Gegend der beabsichtigten Brennereinstichstelle wird im Thoraxinnern mit der Optik eingestellt, und nun wird der Intercostalraum mit den Fingern abwechselnd eingedrückt und losgelassen. Im thorakoskopischen Bilde erkennt man das abwechselnde Vorspringen und Zurücksinken des Intercostalraumes und kann dadurch die Stellen identifizieren. Nachdem man sich überzeugt hat,

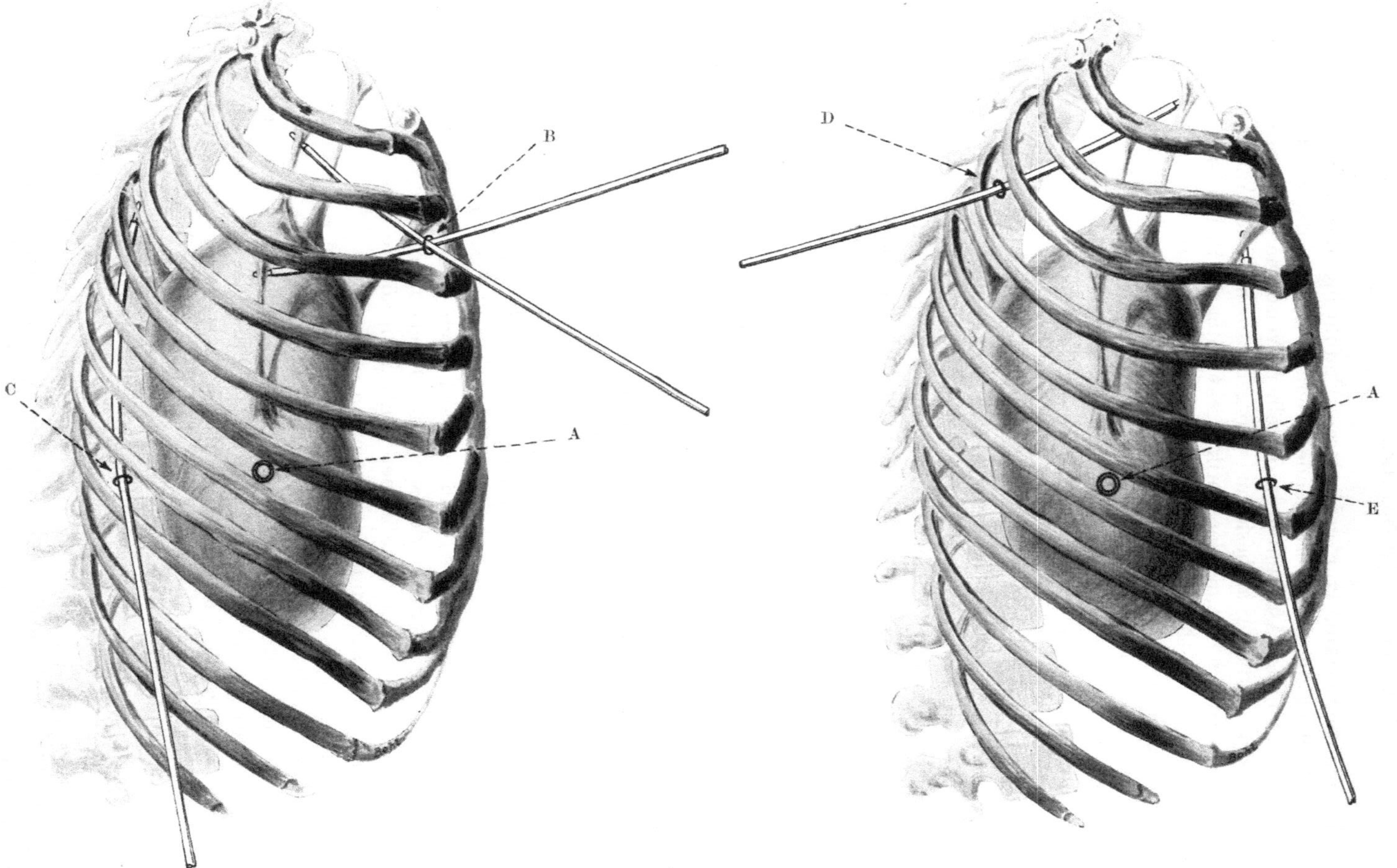

Abb. 31. Illustrierung der geeigneten Einstichstellen für den Brenner (halbschematisch). Wenn man sich die gerade Optik bei A so eingeführt denkt, daß sie eben in den Thoraxraum hineinragt und zur Spitze gerichtet ist, so erscheinen die Gebilde der Pleurahöhle, abgesehen von der perspektivischen Verzeichnung, in derselben Weise wie bei direkter Betrachtung des Bildes. Es ist nun zu ersehen, daß die an der 1. und 3. Rippe in der mittleren Axillarlinie ansetzenden Stränge gut von einer Einstichstelle (B) im 2. Intercostalraum etwa 2 cm vom Sternum (Achtung auf Arterie mammaria interna!) zu erreichen sind. Der Brenner liegt dann senkrecht zum Stranganstaz (aus bildtechnischen Gründen sind die Brenner nicht hart am Rippenansatz angelegt), die Brennerspitze steht senkrecht zur Optik. Die Anlegung des Brenners an den zur Pleurakuppel ziehenden Strang ist nur in einem Winkel von 45° möglich. Dieser Winkel kann etwas vergrößert werden durch Eingehen im ersten Intercostalraum. Etwas besser kann der Strang noch von der Einstichstelle D gefaßt werden. Der an der 5. Rippe hinten ansetzende Strang ist von der Stelle B bei den angenommenen Verhältnissen nicht zu erreichen, da dann der Brennerschaft der Lunge aufliegen würde, wodurch die Gefahr des Anklebens und der Verletzung beim Losreißen besteht. Man ist deshalb gezwungen, diesen Strang von der Stelle C aus anzugehen. Hierbei liegt der Brenner fast senkrecht zum Strangansatz, die Brennerspitze erscheint zwar etwas, aber nur unbedeutend verkürzt. Ist dagegen die Lungenspitze frei und ist der Strang nur dünn, so kann er auch von B aus gut durchbrannt werden. Für die vorne an der 2. Rippe ansetzende Adhäsion ist die Stelle B ungeeignet, da man meist die erforderliche Neigung des Brenners wegen des Widerstandes der Rippen nicht erzielt. Es ist dann Stelle E oder eine zwischen B und E gelegene Einstichstelle geeigneter.

daß hier der Pneumothoraxraum zur gefahrlosen Einführung des Brenners weit genug ist, sowie über die dort verlaufenden Gefäße (A. mammaria) klar geworden ist, wird durch einen Assistenten in derselben Weise wie bei der Eingangsstelle für die Optik die Anästhesierung vorgenommen. Die Anästhesierungsnadel wird dabei unter Leitung der Optik direkt unter die Pleura costalis geführt und hier ein Depot Anästhesierungsflüssigkeit gesetzt, wodurch die sichere Schmerzlosigkeit gewährleistet ist. Eine Anästhesierung der Stränge selbst ist, falls diese dünn sind, nicht notwendig. Wenn man den Brenner hart an der Thoraxwand, aber noch im Bereiche des Stranges anlegt, verursacht das Brennen überhaupt keine oder nur geringe Schmerzen. Anders liegen die Verhältnisse bei breiten kurzen Membranen, die nach JACOBAEUS mit dem Brenner gleichsam aus der Thoraxwand herausgeschält werden müssen. Hier können erhebliche Schmerzen auftreten, die eine Anästhesierung verlangen, wenn man die Operation in Ruhe vollenden will. Wir sind in den meisten Fällen mit einer Blockade der betreffenden Intercostalnerven ausgekommen. Eine direkte lokale Betäubung durch Injektion mit Novocainlösung in den Strangansatz, entweder von außen oder von innen, unter Leitung des Thorakoskops empfiehlt sich weniger, da die Infiltrierung des Strangansatzes durch Verwischen der Konturen ein exaktes Brennen sehr erschwert.

Zur Blockierung der Intercostalnerven sticht man nach BRUNNER etwa 3 cm lateral vom Dornfortsatz auf die betreffende Rippe mit einer langen Nadel ein, bis man auf knöchernen Widerstand stößt. Dann schiebt man die Nadel vorsichtig am unteren Rande der Rippe $^1/_2$ cm in die Tiefe, bis man die Fascia endothoracia als derbe Membran fühlt. Hier injiziert man 5 ccm der Lösung. Dann zieht man die Nadel wieder zurück, geht über die Rippe herüber, dauernd mit ihr in Fühlung bleibend, und injiziert dabei in das Periost 1—2 ccm. Jetzt schiebt man die Nadel am oberen Rande der Rippe vorbei wieder $^1/_2$ cm in die Tiefe und injiziert wieder 5 ccm Anästhesierungsflüssigkeit. In dieser Weise werden je nach dem Sitz der Stränge eine oder mehrere Rippen anästhesiert.

Beim Einführen der Nadel muß man natürlich ständig etwas Flüssigkeit injizieren. Kommt man in die Tiefe, so muß man sich nach jedesmaligem Vorschieben der Nadel durch Zurückziehen des Spritzenstempels davon überzeugen, daß die Nadelspitze nicht in einem Gefäßlumen liegt. Man könnte sonst durch die Injektion Intoxikationserscheinungen bekommen.

Nach Anästhesierung wird wie bei Einführung der Optik die Haut eingeschnitten und das Troikartröhrchen in die Brustwand eingestoßen (Achtung auf Intercostalgefäße und Mammaria interna!). Das Eintreten des Troikarts in den Pleuraraum wird mit der Optik kontrolliert. Sind etwa 3 Ringe des elastischen Röhrchens eingeführt, so wird das Stilett herausgezogen. Bestanden noch irgendwelche Unklarheiten über die Tiefenausdehnung einer Membran, so führt man zunächst durch das Brennerröhrchen die Optik ein, um die Adhäsion von einer zweiten Seite aus zu besichtigen (JACOBAEUS). Man wird dann meist eine völlige Klärung erhalten. Bei der Einführung des geraden Systems durch das elastische Röhrchen passiert es bei starkem Neigen häufig, daß es sich durchbiegt und dadurch das Gesichtsfeld sichelförmig eingeengt wird. Beim starren Optikröhrchen kann man diesen Nachteil dadurch vermeiden, daß man bei stärkerem Neigen des Instruments den notwendigen Druck am Röhrchen und nicht an der Optik ausübt. Dieser Handgriff bleibt leider bei dem

Brennerröhrchen infolge dessen Elastizität unwirksam. Ist man sich über Beschaffenheit und Ausdehnung der Stränge und Membranen vollkommen klar geworden, so wird die Optik aus dem Brennerröhrchen wieder herausgezogen, an die vorherige Stelle gebracht und nun der vorher geprüfte, auf ganz schwache Rotglut eingestellte Brenner, der mit dem an einem zweiten Pneumothoraxapparat angeschlossenen Entlüftungsröhrchen armiert ist, eingeführt. Statt der beiden Pneumothoraxapparate kann man auch den Ulricischen Apparat benutzen (S. 11). In letzter Zeit haben wir manchmal ein nur mit einer Klemme verschlossenes Schlauchstück an das Röhrchen angebracht.

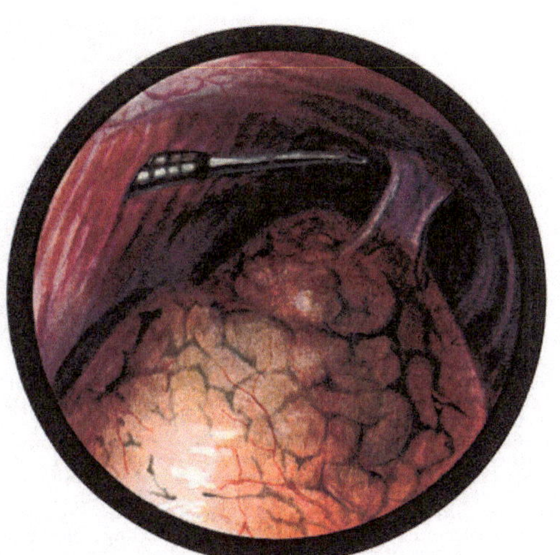

Abb. 32. Übersichtsbild. Die gradsichtige Optik ist im 5. Interkostalraum in der mittleren Axillarlinie eingeführt. Die Lunge ist durch einen Strang seitlich an der Brustwand fixiert. Dieser Strang ist ziemlich kurz und kann eben noch kauterisiert werden. Seine Größenverhältnisse ergeben sich aus dem Vergleich mit der Platinöse des Brenners, welche etwa in Höhe des Stranges liegt. Bei der Durchbrennung wird die Optik vorgeschoben, um Einzelheiten erkennen zu können.

Durch weites Zurückziehen der Optik sucht man einen möglichst großen Überblick zu bekommen und dadurch Strang und Brenner in ein Gesichtsfeld zu bringen (Abb. 32). Ist dies gelungen, so ist die weitere Operation sehr einfach. Man legt den Brenner an den Strang, geht mit der Optik ganz nahe heran und legt nun unter guter Sicht den Brenner an die gewünschte Stelle. Hierbei sind, je nachdem es sich um dünne Stränge oder Membranen handelt, verschiedene kleine Modifikationen in der Brennerführung zu beachten. Dünne Stränge hebt man einfach nahe der Thoraxwand an und durchtrennt sie auf diese Weise leicht. Bei größeren Membranen, die *quer* zum Gesichtsfeld liegen, ladet man jedesmal eine Brennerspitze voll auf und durchtrennt sie so schrittweise. Bei Membranen, die in der *Längsrichtung* im Gesichtsfeld liegen, legt man den Brenner vorn auf und durchtrennt sie so von vorn nach hinten, oder man zerlegt sie durch Einbrennen in kleine Stränge und durchtrennt nun jeden Strang in der oben beschriebenen Weise. Solche Membranen haben, wie im pathologisch-anatomischen Teil beschrieben, oft den verschiedensten Verlauf. Wenn man eine derartige Membran eine Strecke weit eingebrannt hat, sieht man häufig, daß sie immer kürzer und kürzer wird und schließlich die Lunge der Thoraxwand breit anliegt, so daß man mit Brennen aufhören muß. Bei anderen Membranen kommt man beim Brennen plötzlich in einen Hohlraum, und es zeigt sich, daß sie sich y-förmig teilt. In anderen Fällen wieder sitzt auf einer queren Membran, die man durchtrennt hat, senkrecht eine zweite Membran auf, die sich nun weite Strecken nach hinten zieht. Es gibt überhaupt vom einzelnen drehrunden Strang bis zur wabenförmigen Auskleidung der ganzen Pleurahöhle alle Übergänge. Hier in allen Fällen das Richtige zu treffen, dazu gehört große Erfahrung. Man muß sich stets des im pathologisch-anatomischen Teil über die

Einbeziehung von Lungengewebe in die Stränge Gesagten bewußt sein, sowie das über die Koagulationszone bei den verschiedenen Verfahren Ausgeführte

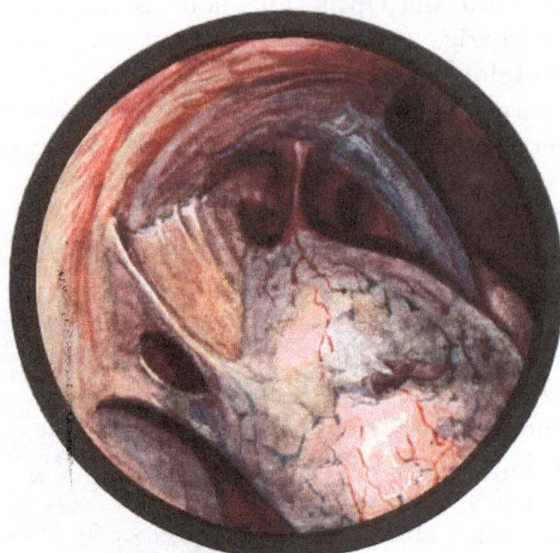

Abb. 33 a. Übersichtsbild mit der geradsichtigen Optik. Die Optik ist in der mittleren Axillarlinie in Höhe des 4. Intercostalraumes eingeführt. Der Oberlappen der rechten Lunge liegt fast in ganzer Ausdehnung im Gesichtsfeld vor. Die erkrankten Lungenabschnitte sind stärker pigmentiert als die gesunden. Die Lunge ist durch eine in der hinteren Axillarlinie an der Brustwand inserierende Membran fixiert. Die Adhärenz erstreckt sich von der 3. zur 1. Rippe, die Rippen und Intercostalräume überquerend. In ihrem unteren Abschnitt trägt die Membran ein ovaläres Fenster. Ihr größter Teil ist rein bindegewebig, nur der durch das Fenster abgetrennte Abschnitt ist zur Hälfte auf Kosten der Lunge gebildet. Die Lunge ist scharf gegen die Adhärenz abgesetzt. Die Lungenspitze ist durch einen schmalen Bindegewebsstrang, der der Art. subclavia aufsitzt, fixiert. (In dem Übersichtsbild kommt die Art. subclavia nicht zur Darstellung.) Medialwärts springt die Vena subclavia stark vor.

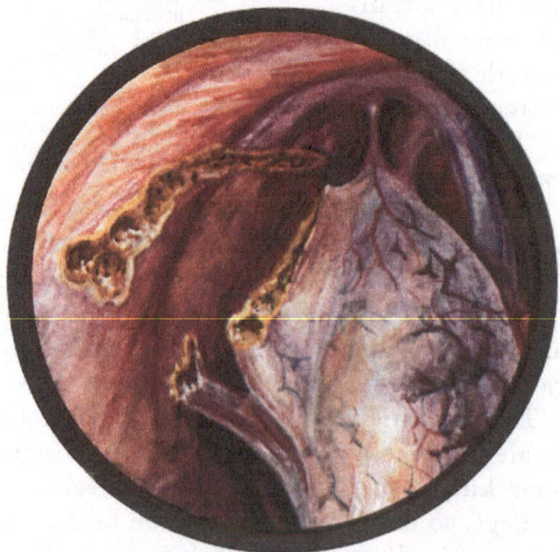

Abb. 33 b. Derselbe Fall wie in vorstehender Abbildung. Die Membran ist durchtrennt. Dadurch ist die Lunge aus ihrer Fixation hinten oben befreit und hängt jetzt an dem Spitzenstrang senkrecht herunter. Zu gleicher Zeit hat die Lunge eine Drehung nach vorne vollzogen, wodurch die unteren Strangabschnitte der Optik genähert sind und so größer als früher erscheinen. Durch die eingetretene Verlagerung der Lunge ist die Vena subclavia stärker überlagert. Die Retraktion des der Lunge aufsitzenden Membranstumpfes kommt in der Abbildung deutlich zum Ausdruck.

beherzigen (siehe S. 48), um nicht zu zaghaft zu arbeiten, aber auch andererseits den Kranken nicht zu gefährden (Abb. 33a u. b).

Wenn man mit ganz schwacher Rotglut arbeitet, etwa 12—14 Ampère, geht naturgemäß die Brennung sehr langsam vorwärts. Man sieht dann deutlich, wie an der Stelle, unter welcher der Brenner liegt, der Strang zuerst koaguliert wird. Dann erst frißt er sich langsam durch. Wenn letzterer Akt sehr langsam vor sich geht, kann es vorkommen, daß die Koagulationsgrenze sich immer weiter ausbreitet, so daß sie schließlich zu nahe an die Lunge heranzukommen droht. In solchen Fällen muß man durch stärkeres Einschalten des Brenners die Kaustik beschleunigen. Mit diesem Verfahren haben wir nie eine Blutung gehabt, so daß wir keine Veranlassung haben, zu dem komplizierten Verfahren von MAURER überzugehen.

Sobald die geringste Rauchentwicklung eintritt, wird die Entlüftungsvorrichtung in Tätigkeit gesetzt, indem durch den Nebenansatz des Optikröhrchens mittels eines Pneumothoraxapparates Luft hineingeblasen wird, die man durch den Nebenansatz des Brennerröhrchens entweder ausströmen oder mittels

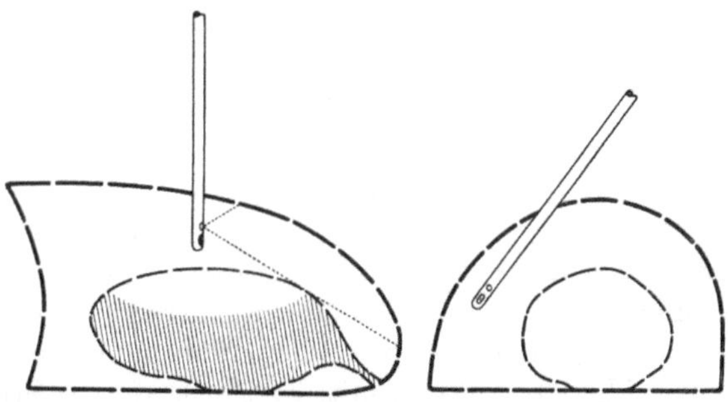

Abb. 34. Beim Arbeiten mit der Optik mit abgelenkter Sehachse bleiben in der Ausgangsstellung große Teile der Lunge (Strichelung) und der Thoraxwand dem Auge verborgen. Man muß deshalb die Optik zu beiden Seiten der Lunge vorschieben und mit apical bzw. caudal gerichtetem Fenster die Winkel nach Strängen absuchen.

eines zweiten Pneumothoraxapparates oder der ULRICIschen Pumpe absaugen läßt. Man kann dann vollkommen rauchlos arbeiten.

Sind alle Stränge, die zu durchbrennen sind, beseitigt, so wird, um etwa noch vorhandenen Rauch zu entfernen, noch einmal ordentlich gelüftet, indem man entweder in der oben beschriebenen Weise längere Zeit Luft durchströmen läßt, oder indem man Optik und Brenner aus ihrem Röhrchen herauszieht und nun ein stärkeres an den Pneumothoraxapparat angeschlossenes Röhrchen in das Optikröhrchen einführt. Hat man sich durch seinen Geruchsinn überzeugt, daß keine Rauchgase mehr entströmen, so wird der Pneumothoraxapparat abgestellt. Dann wird, während man den Kranken auffordert, nicht zu husten und zu pressen, das Brennerröhrchen schnell herausgezogen, die Stichstelle mit einem großen Mulltupfer komprimiert und kräftig massiert, um hierdurch zur Vermeidung eines späteren Hautemphysems ein Aneinanderlegen der Wände des Stichkanals zu erreichen. Die kleine Hautwunde wird mit einer Klammer verschlossen. Nun legt man den Kranken auf den Rücken und stellt den Manometerdruck auf etwa -4 ± 0 ein. Schnelles Herausziehen des Optikröhrchens, Massage der Einstichstelle, Schluß der Hautwunde durch eine Klammer. Zum Schluß wird über die beiden Einstichstellen ein fester Druckverband gelegt und ein Sandsack aufgebunden.

Anhang:

Besonderheiten beim Gebrauch der Optik mit abgelenkter Sehachse.

Von der eben geschilderten Technik unterscheidet sich das Arbeiten mittels der *seitlichen Optik* in manchen Punkten. Da man die Wand in der näheren Umgebung des Einstichs gut übersehen kann, andererseits weiter entfernte Stränge in starker Verkürzung erscheinen, empfiehlt es sich, etwa nur zwei Intercostalräume vom Ansatz des Hauptstranges entfernt einzugehen.

Wie aus der Skizze auf S. 63 zu ersehen ist, können Stränge, die an den medialen zwei Dritteln der Lunge ansetzen, dem Blicke entgehen. Man muß daher, wenn man nicht wichtige Stränge stehen lassen will, die Optik zu beiden Seiten der Lunge ziemlich weit vorschieben und das ganze Gebiet absuchen (siehe Abb. 34).

Zur genauen Lokalisierung des Stranganşatzes stellt man sich den Ansatz in die Mitte des Gesichtsfeldes ein und schätzt nun an der Länge des eingeführten Optikschaftes und seiner Stellung den Stand des Prismas im Thoraxraum ab. Wo die im Prisma auf dem Optikschaft in der Symmetrieebene errichtet gedachte Senkrechte die Thoraxwand treffen würde, ist der Stranganşatz anzunehmen. Man zeichnet sich diesen Punkt am besten auf der Thoraxwand auf. Die Einstichstelle für den Brenner bestimmt man von außen, indem man sich vorstellt, daß der Strang von der markierten Ansatzstelle ungefähr zum Hilus zieht. Da es bei der seitlichen Optik nur selten gelingt, Einstichstelle und Strang in ein Gesichtsfeld zu bringen, ist es wichtig, den Brenner nach seiner Einführung in der eben beschriebenen Weise nicht aus dem Auge zu verlieren, da es wegen des kleineren Gesichtsfeldes der seitlichen Optik schwierig und zeitraubend sein kann, ihn wieder aufzufinden. Man muß vielmehr, den Brenner immer im Gesichtsfeld, sich langsam mit der Optik an den Strang, dessen Stelle man sich vorher genau gemerkt hat, heranpirschen. Das Heranführen des Brenners wird durch Anwendung des JACOBAEUSschen Kontrollthorakoskops sehr erleichtert (siehe S. 9).

Beim Anlegen des Brenners an den Strang und beim Brennakt selbst muß man sich immer bewußt sein, daß man den Brenner infolge Umlegung des Beobachtungsfeldes in einem Winkel von 90^0 gegen das Blickfeld führen muß; es kann sonst zum Einbrennen von tiefen Löchern in die Thoraxwand kommen. Außerdem muß, je nach der Stellung der Optik, bald seitenrichtig, bald seitenverkehrt gearbeitet werden (siehe Seite 4).

5. Nachbehandlung.

Nach der Kaustik muß der Kranke für etwa 8 Tage das Bett hüten. Wir geben, um den Hustenreiz auf das für die Herausbeförderung des Sputums notwendige Maß zu beschränken, in den ersten Tagen etwas Codein. Größere Morphiumgaben sind wegen der Aspirationsgefahr nicht zu empfehlen.

Am ersten Tage wird man, da meist Brechreiz besteht, mit der Nahrungszufuhr vorsichtig sein und nur etwas dünnen Thee, evtl. abends eine Schleimsuppe verabfolgen. Wenn kein Erbrechen aufgetreten ist, kann man am zweiten Tage schon gewöhnliche Nahrung geben. Für Stuhlentleerung muß gesorgt werden.

Am dritten Tage wird der Pneumothorax nachgefüllt und der Druck auf ± 0 gestellt. In der Folgezeit werden häufige kleine Nachfüllungen vorgenommen. Die übrigen Maßnahmen siehe bei Komplikationen.

E. Ergebnisse von Thorakoskopie und Thorakokaustik.

Die Durchführung einer Pneumothoraxbehandlung zerfällt in 3 Zeitabschnitte: 1. in den Teil, in welchem der Pneumothorax auf seine im speziellen Falle optimale Wirkung und Größe zu bringen ist, 2. in jene Phase der Pneumothoraxbehandlung, in welcher dieser optimale Zustand zu erhalten ist, und 3. in jene, in welcher der Pneumothorax wieder eingeht.

Die Thorakokaustik als Ergänzungsoperation zum Pneumothorax hat das einzige Ziel, die optimale Größe und Wirkung eines Pneumothorax zu erreichen, d. h. mit anderen Worten, einen bisher inklompletten und wirkungslosen Pneumothorax in einen kompletten und wirksamen zu verwandeln. Solange bei einem Pneumothorax die Thorakokaustik zur Anwendung kommen muß, hat der erste Zeitabschnitt einer Pneumothoraxbehandlung noch nicht sein Ende erreicht. Eine Statistik über die Thorakokaustik hat somit nur darüber zu berichten, inwieweit sie die erste Phase der Pneumothoraxbehandlung überhaupt zu Ende führen oder evtl. eine möglichst rasche Beendigung dieser bewirken kann. Wir haben daher von einer Aufstellung von Dauerresultaten nach Thorakokaustik, als über den Rahmen unseres Themas hinausgehend, abgesehen.

Die literarischen Angaben über den Prozentsatz der therapeutisch nützlichen Pneumothoraces ohne Anwendung der Thorakokaustik schwanken. Es werden 20—33% und mehr vermerkt. Aus solchen Angaben kann jedoch relativ wenig geschlossen werden. Die Art des Materials und die Indikationsstellung zu Pneumothoraxbehandlung, die nicht einheitlich gehandhabt wird, sind ausschlaggebend für diese Zahlen.

Wir werden im folgenden versuchen, genauere Angaben über die Art unseres Krankenmaterials und auch über die Indikationsstellung zur Pneumothoraxtherapie zu machen, um dadurch eine genaue Beurteilung des Zustandekommens unserer Zahlen zu ermöglichen. Unsere Zahlen sind keine Standardzahlen, sondern sie entsprechen unserem Krankenmaterial und unserer Indikationsstellung.

In der vorliegenden Statistik sind die Erfahrungen über die Thorakoskopie resp. Thorakokaustik zweier Anstalten vereinigt: des Tuberkulosekrankenhauses Waldhaus Charlottenburg und der Heilstätten Beelitz.

Wir haben eine statistische Bearbeitung des Materials des Tuberkulosekrankenhauses Waldhaus Charlottenburg nach der Richtung vorgenommen, daß wir Aufschluß darüber zu erhalten suchten, wieweit der Prozentsatz der therapeutisch nützlichen Pneumothoraces durch Einführung der Thorakokaustik erhöht werden kann oder mit anderen Worten, ob die Leistungsfähigkeit der Thorakokaustik sich nur auf einzelne Fälle erstreckt oder ob sie auf die Gesamtheit einen wesentlichen Einfluß hat. Das Material *beider* Anstalten jedoch soll über das Operationsverfahren selbst, über seine Leistungsfähigkeit und seine Gefahren Rechenschaft ablegen.

I. Inwieweit die Thorakokaustik die Summe der therapeutisch nützlichen Pneumothoraces im Rahmen einer Anstalt zu steigern vermag.

Um diesen Einfluß der Thorakokaustik nachweisen zu können, bedarf es eines Überblickes über das Pneumothoraxmaterial mehrerer Jahre. Die Differenz in den Zahlen der einzelnen Jahrgänge ergibt sich aus der verschieden häufigen Ausführung der Thorakokaustik. Dies ist am besten an Hand des Materials einer Anstalt möglich. Es wurde so das gesamte Pneumothoraxmaterial des Waldhaus Charlottenburg der Jahre 1921—27 zusammengestellt. Während in den Jahren 1921—23 die Thorakokaustik so selten ausgeführt wurde, daß sie auf die Erfolgzahlen keinen wesentlichen Einfluß ausübt, wurde sie in den Jahren 1924—27 so häufig vorgenommen, daß aus dem Vergleich der Jahre 1921—23 und 1924—27 ein klares Ergebnis erwartet werden muß.

Ehe wir zu den statistischen Angaben selbst übergehen, sei eine Reihe von Vorbemerkungen vorausgeschickt.

Als Pneumothoraxfälle wurden alle diejenigen gezählt, bei denen in oder außerhalb der Anstalt ein Pneumothorax angelegt worden war und die mit einem Pneumothorax entlassen wurden. Um aber die Kranken, bei denen ein Pneumothorax angelegt wurde, der jedoch partiell war und auch durch eine Thorakokaustik nicht vervollständigt werden konnte, und bei denen nun der Pneumothorax als unwirksam aufgegeben wurde, nicht zu übergehen, wurde ferner jeder Pneumothoraxfall, bei dem der Pneumothorax mehrere Wochen bis wenige Monate bestanden hat, mitgezählt. Die Grenzen der Leistungsfähigkeit der Thorakokaustik stellen sich so am besten dar. Eine Überschätzung der Methode wird auf diese Weise verhindert.

Der weiteren Klassifizierung der Pneumothoraxfälle in wirksame und unwirksame sind folgende 3 Richtlinien zugrunde gelegt: Als günstige Resultate wurden vermerkt: Die Erlangung 1. eines kompletten Pneumothorax, 2. von Bacillenfreiheit bei partiellem Pneumothorax und 3. ausgesprochene Auswurfverminderung infolge partiellen Pneumothorax bei noch bestehender Bacillenausscheidung.

Unter einem *kompletten* Pneumothorax verstehen wir einen solchen, bei welchem der Retraktion der Lunge keine äußeren Momente, d. h. seitlich zur Brustwand ziehende Verwachsungen entgegenwirken, so daß der Grad des Lungenkollapses seine im speziellen Falle optimale Größe erreichen kann. Ein *partieller* Pneumothorax ist dagegen ein solcher, bei dem wegen Verwachsungen der beste Retraktionsgrad der Lunge nicht eintreten kann.

Wenn wir hier die Tatsache des kompletten Pneumothorax allein, evtl. infolge Strangdurchbrennung ohne Hinweise auf wichtige klinische Kriterien wie Sputummenge und Bacillenfreiheit, also ein rein mechanisches Moment als positives Resultat buchen und statistisch in positivem Sinne verwerten, so glauben wir aus folgenden Gründen eine Berechtigung hierfür zu haben.

1. Das Ziel der Strangdurchbrennung, die hier im Zentrum des Interesses steht, ist die Durchtrennung von Verwachsungen, die den Lungenkollaps verhindern, oder mit anderen Worten, einen partiellen Pneumothorax in einen kompletten überzuführen. Das rein mechanische Moment, die Tatsache des

kompletten Pneumothorax, muß das Hauptkriterium bei der Sichtung des Pneumothoraxmaterials sein. Die klinische Wertung der Fälle wird so vernachlässigt. Jedoch pflegt der Großteil aller kompletten Pneumothoraces auch klinisch wirkungsvoll zu sein.

2. Nicht selten wurden partielle Pneumothoraces zwecks Vornahme der Thorakokaustik eingewiesen. Kurze Zeit nach vollzogener Thorakokaustik verließen die Kranken die Anstalt. So waren nach Vornahme der Strangdurchbrennung 52 Kranke nur bis zu 2 Monaten in unserer Behandlung. Davon 12 Kranke nur 1—2 Wochen, 22 bis zu einem Monat, 18 bis zu 2 Monaten. Wir waren so in 25% unseres ganzen Materials nicht in der Lage, den klinischen Erfolg der Strangdurchbrennung selbst abwarten zu können. Bei einer Umfrage war jedoch die Beantwortung unserer Schreiben so lückenhaft, daß sich kein klares Bild ergab. — Da das rein mechanische Moment der wesentlichste Faktor bei der Beurteilung der Strangdurchbrennung ist, so glauben wir auf die klinischen Daten beim kompletten Pneumothorax verzichten zu können.

Die Zugrundelegung des kompletten Pneumothorax allein als Richtlinie für die Rubrizierung der Pneumothoraxfälle vernachlässigt jedoch eine Reihe von *klinischen Erfolgen,* die schon in der Anstalt von uns beobachtet wurden. Es sind dies die Punkte 2 und 3 unserer weiter oben angeführten Kriterien: Einmal (2) die Erlangung von *Bacillenfreiheit* bei partiellen Pneumothorax, das andere Mal (3) ausgesprochene *Auswurfverminderung* doch mit fortbestehender Bacillenausscheidung bei partiellem Pneumothorax. Auf diese klinisch orientierten Kriterien kann um so weniger verzichtet werden, als die Entlassung von früher offen Tuberkulösen als geschlossen vom fürsorgerischen Standpunkt von größter Bedeutung ist. Auch das Kriterium der Sputumverminderung — es wurden nur solche Fälle mitgerechnet, in welchen bei partiellem Pneumothorax eine Sputumverminderung von 80 oder 50 ccm auf Spuren eintrat — ist für die Seuchenbekämpfung sehr wichtig.

Als geschlossen wurden nur solche Kranke entlassen, bei denen drei Antiformin-Sputumuntersuchungen in Abständen von 2—3 Wochen hintereinander negativ waren.

Ein Pneumothorax wurde bis auf wenige Ausnahmen, deren Zahl so gering ist, daß sie die Zahlenwerte nicht zu beeinflussen vermag — auf diese Fälle im einzelnen einzugehen, ist hier nicht der Ort —, nur bei Offentuberkulösen angelegt. Der Großteil aller Pneumothoraxträger gehörte dem Stadium III, ein kleiner Teil dem Stadium II nach Turban-Gerhardt an. Die prozentuelle Beteiligung von dem Stadium II zugehörigen Pneumothoraxträgern, bezogen auf die Gesamtzahl aller Pneumothoraxfälle, schwankt in den einzelnen Jahren sehr. Der Prozentsatz beträgt:

1921	1922	1923	1924	1925	1926	1927
15%	20%	42%	36%	25%	0%	18%

Eine Zunahme des Prozentsatzes in den letzten Jahren gegenüber den früheren ist nicht festzustellen, worauf wir schon hier aufmerksam machen möchten.

Prozentuell hat die Zahl der Pneumothoraxträger, bezogen auf die Gesamtzahl der Offentuberkulösen, wie aus Abb. 35 zu ersehen ist, im Laufe der Jahre eine kontinuierliche Steigerung erfahren. Während im Jahre 1921 nur 11,5% aller Offentuberkulösen mit Pneumothorax behandelt wurden, waren es im Jahre 1927 41%.

Die Zahl der Pneumothoraxfälle ist vom Krankenmaterial und von der Indikationsstellung zur Pneumothoraxbehandlung abhängig. Die kontinuierliche Steigerung der Verhältniszahl von Pneumothoraxträgern zur Zahl der Offentuberkulösen könnte bei gleichbleibendem Krankenmaterial eine Folge der Verbreiterung der Indikationsstellung oder aber umgekehrt bei gleichbleibender Indikationsstellung eine Folge einer Änderung im Krankenmaterial sein. Beiden Faktoren haben wir unser Interesse zuzuwenden und zuerst zu untersuchen, wieweit Variationen im Material des Waldhauses Charlottenburg feststellbar sind.

Da der Pneumothorax fast ausnahmslos bei Offentuberkulösen angelegt wurde, so haben wir nur diese zu berücksichtigen. Fast durchwegs gehörten sie dem Stadium III nach TURBAN-GERHARDT an. Offentuberkulöse, die Veränderungen im Bereich der Lunge im Sinne des Stadiums I hatten, waren sehr selten. Auch die Zahl der zum

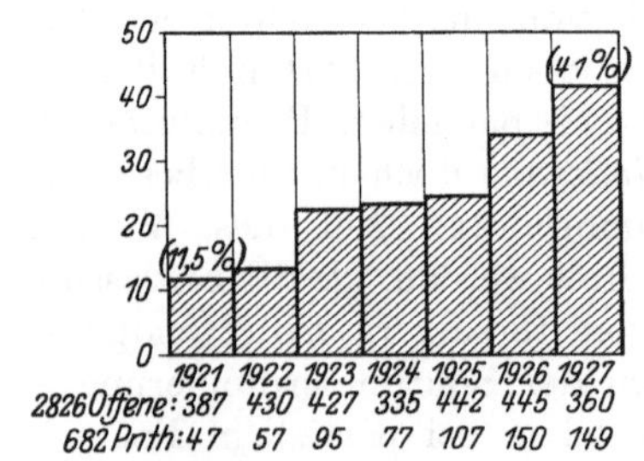

Abb. 35. Prozentverhältnis der Pneumothoraxträger zu der Gesamtzahl der Offentuberkulösen.

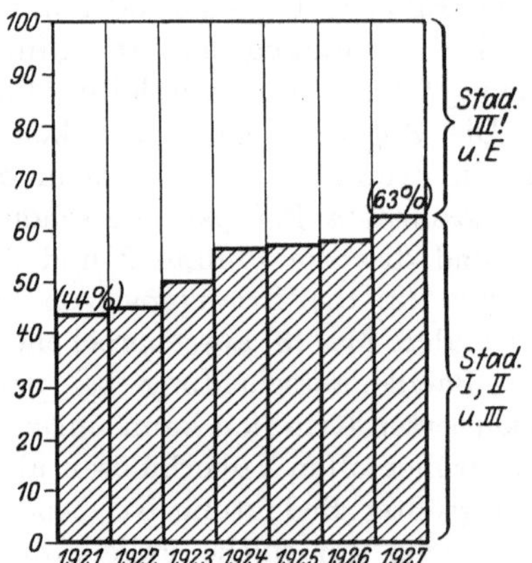

Abb. 36. Die Zusammensetzung des Krankenmaterials (nur Offentuberkulöse) im prozentuellen Verhältnis.

Stadium II zu rechnenden Kranken war im Verhältnis zu denjenigen, die dem Stadium III angehörten, gering. Im Jahre 1921 betrug der Prozentsatz des Stadiums TURBAN-GERHARDT II, bezogen auf die Gesamtzahl der Offenen, 6%, 1922 10%, 1923 13%, 1924 15%, 1925 9%, 1926 8%, 1927 12%.

Im Waldhaus Charlottenburg wird das Stadium III nach TURBAN-GERHARDT, da in ihm mittelschwer, schwer und schwerst Kranke zusammengefaßt sind, nach Angabe von ULRICI in 3 Kategorien untergeteilt. Es wird ein Stadium III, Stadium III! und ein Endstadium (E) unterschieden. Unter Stadium III werden vorwiegend einseitige Tuberkulosen mit nicht allzugroßen Einschmelzungen und noch gutem Allgemeinzustand gerechnet. Dem Stadium III! zugehörige haben doppelseitige kavernöse Lungenprozesse bei leidlichem Allgemeinzustand. Träger von Riesenkavernen, auch mit nur einseitiger Lungenerkrankung gehören diesem Stadium an. Zum Stadium E sind jene Kranke zu rechnen, die bei ausgedehntem doppelseitigem oder einseitigem Befunde kachektisch sind.

Durch diese Unterteilung ist es möglich, Aufschluß über die Zahl der Schwerkranken zu erhalten. Wenn wir das prozentuelle Verhältnis der Stadien I, II, und III zu den Stadien III! und E, bezogen auf die Gesamtzahl der eingewiesenen offen Tuberkulösen in den Jahren 1921—1927 berechnen, so ergibt sich die

Abb. 36. Aus dieser geht deutlich hervor, daß in diesen Jahren die Zahl der Leichtkranken, also die Summe der Stadien I, II und III stetig zugenommen, die Anzahl der Schwerkranken dagegen um fast 20% abgenommen hat.

Die Zahl der Kranken, die für eine Pneumothoraxtherapie geeignet sind, hat somit in den Jahren 1921—1927 eine Steigerung erfahren. Die Zunahme der Zahl der Pneumothoraxträger ist sicher darauf zurückzuführen. Es besteht jedoch zwischen dem Anstieg der Pneumothoraxfälle (Abb. 35) und der Zunahme der Mittelschwerkranken gegenüber den Schwerkranken (Abb. 36) ein deutlicher Unterschied. Während nämlich die Steigerung in der Zahl der Pneumothoraxfälle 30% beträgt, ist der Prozentsatz auf der anderen Seite nur 19%. Dieser Unterschied kann nur durch die Verbreiterung der Indikationsstellung erklärt werden. In der Tat hat diese durch die Einführung des doppelseitigen Pneumothorax eine wesentliche Verbreiterung erfahren. Durch den empirischen Nachweis, daß es durch den doppelseitigen Pneumothorax gelingen kann, eine doppelseitige Lungentuberkulose günstig zu beeinflussen, ist das Indikationsgebiet der Pneumothoraxbehandlung erweitert worden. Unter Wahrung bestimmter Kautelen wird heute eine doppelseitige Lungentuberkulose der beidseitigen Pneumothoraxtherapie zugeführt.

Wir kommen so zu dem Schlusse, daß sowohl die Zunahme der Mittelschwerkranken als auch die Verbreiterung der Indikationsstellung zur Pneumothoraxtherapie die Ursachen für die ausgesprochene prozentuelle Steigerung der Zahl der Pneumothoraxträger in den Jahren 1921—1927, wie aus Abb. 35 hervorgeht, darstellt.

Nachdem wir die Art des Krankenmaterials und die Indikationsstellung zur Pneumothoraxbehandlung in den Jahren 1921—1927 im vorhergehenden charakterisiert haben, gehen wir zu der Frage über, wieweit es in diesem Zeitabschnitt gelungen ist, eine optimale Wirkung und Größe des Pneumothorax zu erreichen.

Da das gesamte Pneumothoraxmaterial dieser Jahre anzuführen ist, um den Einfluß der Thorakokaustik auf die Zahl der Pneumothoraxerfolge zu zeigen, ist scharf zwischen Pneumothoraxfällen, bei denen ein Anfangserfolg ohne Thorakokaustik und solchen, bei denen dieser infolge der Operation erst erzielt wurde, zu unterscheiden. Wir haben die Prozentsätze der durch Pneumothorax allein erzielten Erfolge in der Abb. 37 schraffiert, dagegen die der erst durch Thorakokaustik erzielten Erfolge homogen schwarz oder getüpfelt wiedergegeben.

Der Prozentsatz der durch Pneumothorax allein erzielten Erfolge beträgt in den Jahren 1921—1924 durchschnittlich 50%. Ein Einfluß der Thorakokaustik kommt wenig zum Ausdruck, weil diese Operation in den betreffenden Jahren selten ausgeführt worden war.

Durch die zunehmende Verbreiterung der Indikationsstellung zum Pneumothorax müssen die Spontanerfolge sich vermindern. Denn je mehr vorgeschrittene Stadien der Lungentuberkulose der Pneumothoraxbehandlung zugeführt werden, desto häufiger verhindern Verwachsungen den Pneumothoraxerfolg. Diese Verhältnisse drücken sich in Abb. 37 durch das Herabsinken der Pneumothoraxspontanerfolge in den Jahren 1925—1927 bis auf fast 40% aus.

An dieser Stelle greift nun die Thorakokaustik ein. Durch ihre Anwendung konnte nicht nur das Absinken der durch Pneumothorax allein erzielten

Erfolge ausgeglichen werden, sondern vielmehr führte ihre Einführung zu einer Steigerung der Pneumothoraxerfolge weit über die früheren Erfolgszahlen. Im Jahre 1921 betrug der Prozentsatz 48,5%, im Jahre 1927 72,5%. So vermag die Thorakokaustik nicht nur der Verbreiterung der Indikationsstellung zum Pneumothorax, die in den letzten Jahren immer allgemeiner gehandhabt wird, gerecht zu werden, sondern die Zahl der optimal großen und wirksamen Pneumothoraces wird ganz allgemein gesteigert.

Die Bedeutung der Thorakokaustik als Ergänzungsoperation zum Pneumothorax wird durch folgende Überlegung noch ganz besonders betont. Das

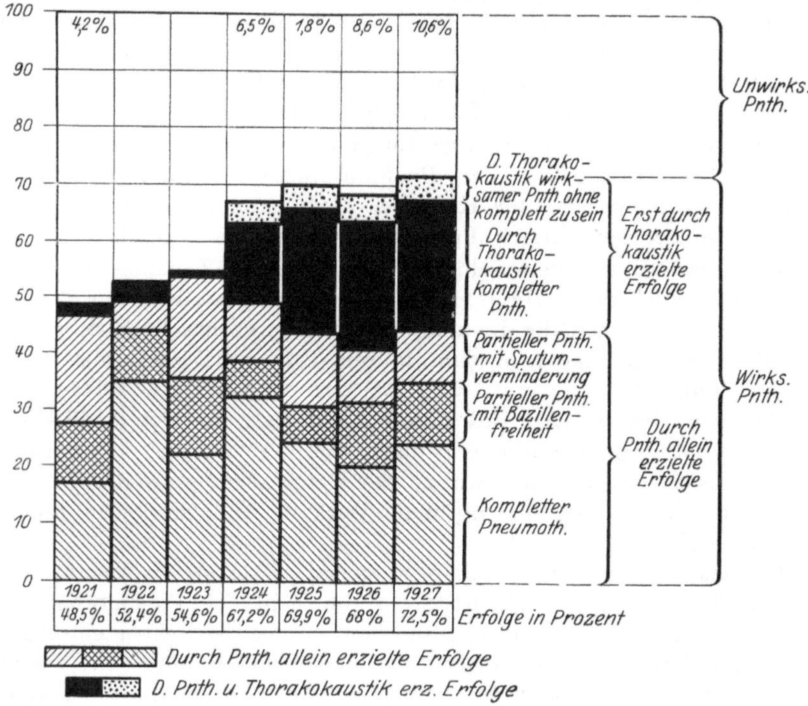

Abb. 37.

Pneumothoraxverfahren ist heute die schärfste Waffe im Kampfe gegen die offene Lungentuberkulose. Im Waldhaus Charlottenburg wurden etwa 75% aller Kranken, die als offen eingewiesen und als geschlossen entlassen wurden, nur durch die Pneumothoraxbehandlung geschlossen.

Um die Grenzen der Leistungsfähigkeit auch der Thorakokaustik anzugeben, wurde die Zahl der Pneumothoraxfälle, in denen auch diese Operation einen Erfolg nicht zu erreichen vermochte, prozentuell in den einzelnen Jahreskolumnen angegeben. Im Jahre 1924 waren es 6,5%, 1925 1,8%, 1926 8,6% und 1927 10,6%. Die Zunahme der erfolglosen Strangdurchbrennungen ist ebenfalls eine Folge der Verbreiterung der Indikationsstellung. Aus Abb. 37 geht ferner hervor, daß etwa bei jedem zweiten Pneumothoraxfall eine Thorakokaustik vorgenommen wurde.

Da das vorliegende Material ein verhältnismäßig großes ist, so seien die absoluten Zahlen, auf die unsere Statistik sich bezieht, noch gesondert angegeben. In den Jahren 1921—1927 wurden 682 Kranke einer Pneumothoraxbehandlung unterzogen und bei 433 = 63% mit oder ohne Strangdurchbrennung die Möglichkeit zu einer Ausheilung der Tuberkulose oder ein Erfolg in sozialer Hinsicht geschaffen. Die Kranken verteilen sich folgendermaßen auf die einzelnen Jahre:

1921	1922	1923	1924	1925	1926	1927	Gesamtzahl
23	30	52	54	75	91	108	433

Abb. 38 gibt die graphische Darstellung dieser Zahlen.

Abb. 39 gibt die ganzen Verhältnisse in absoluten Zahlen wieder.

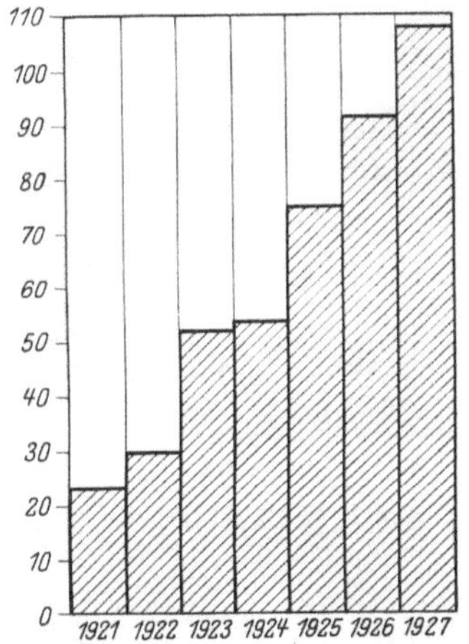

Abb. 38. Mit therapeutisch nützlichen Pneumothoraces entlassene Kranke. (Absolute Zahlen.)

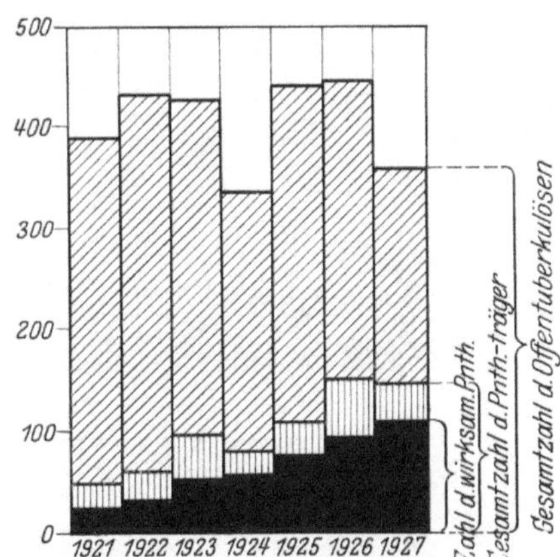

Abb. 39. Absolute Zahlen

Ehe wir zu dem zweiten Teil unserer Statistik, in welchem über die Strangdurchbrennung selbst, über ihre Leistungsfähigkeit und ihre Gefahren Rechenschaft abzulegen sein wird, übergehen, sei noch kurz auf den *Einfluß der Exhairese* als Ergänzungsoperation zum Pneumothorax hingewiesen. Eine Exhairese bei Pneumothorax wird entweder vorbereitend oder aber zur Erlangung eines Pneumothoraxerfolges ausgeführt. Im ersteren Falle hat die Exhairese den Zweck, beim Eingehen des Pneumothorax eine zu große nachträgliche Schrumpfung zu verhindern. Diese Exhairesen haben auf den Pneumothoraxerfolg selbst keinen Einfluß. Im zweiten Falle wird infolge des Zwerchfellhochtrittes nach Phrenicusexhairese der Grad des Lungenkollapses bedeutend vergrößert und hierdurch erst ein Pneumothoraxerfolg erzielt. Die Zahl solcher Fälle ist jedoch relativ gering. Prozentualiter ist die Exhairese an dem in Abb. 37. wiedergegebenen Gesamterfolgsprozentsatz höchstens mit 3,3% beteiligt. Im Jahre 1924 sind es 1,3%, 1925 2,8%, 1926 3,3%, 1927 2,0%. Wir geben in Abb. 40 a—d die Röntgenbilder eines solchen Falles wieder, bei dem eine Thorakokaustik ausgeführt worden war, aber erst durch die Exhairese Sputum- und Bacillenfreiheit auftrat.

Auf die Stellung des *Oleothorax* im vorliegenden Fragekomplex wird später kurz einzugehen sein.

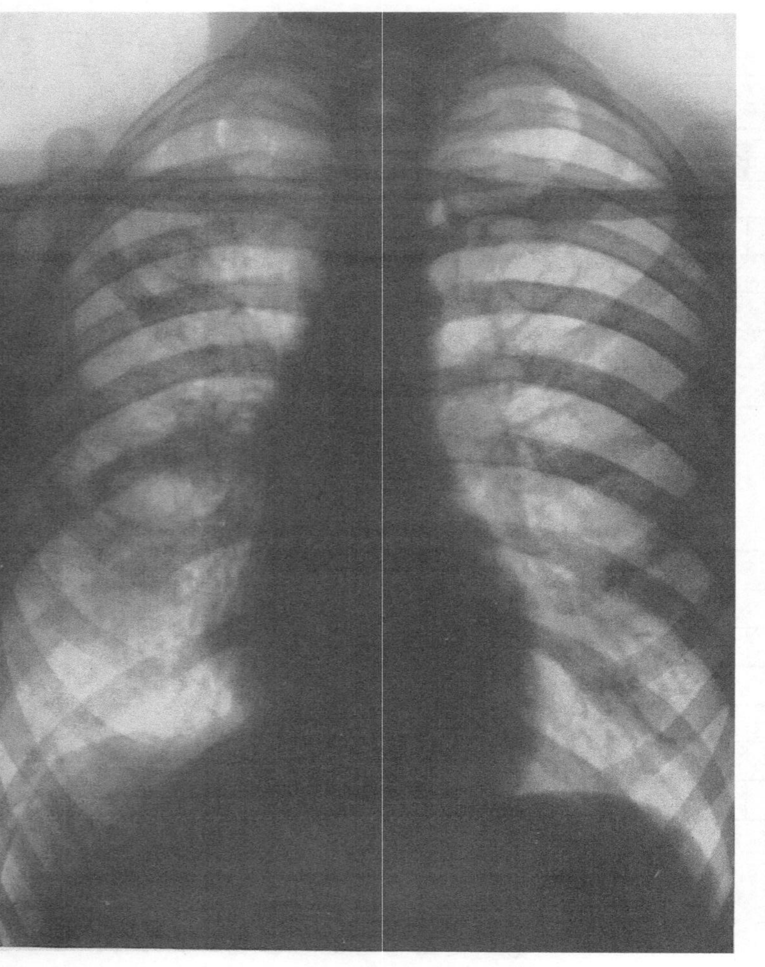

Abb. 40 a. Ausgedehnte kavernöse Phthise rechts.

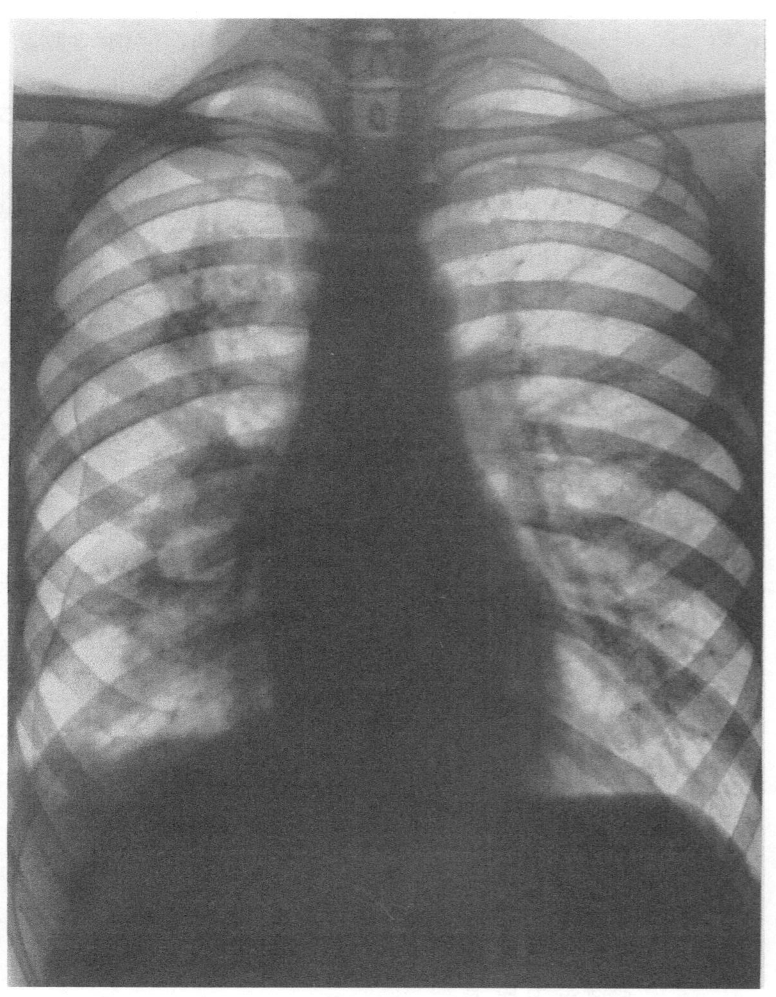

Abb. 40 b. Derselbe Fall nach Anlegung eines Pneumothorax rechts.

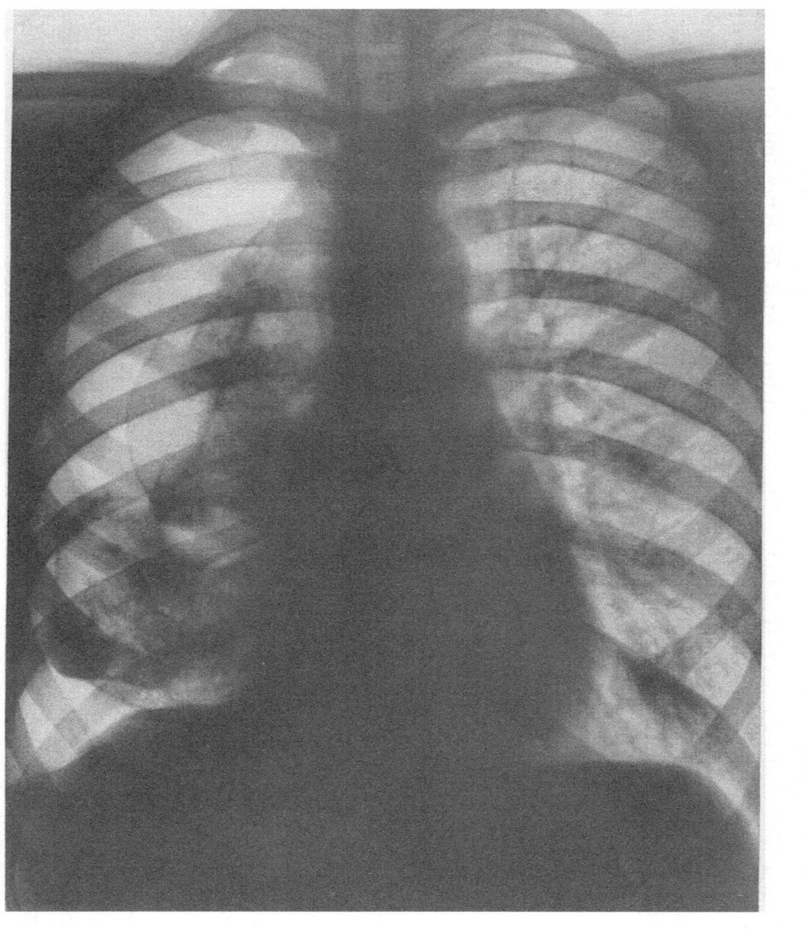

Abb. 40 c. Nach Thorakokaustik.

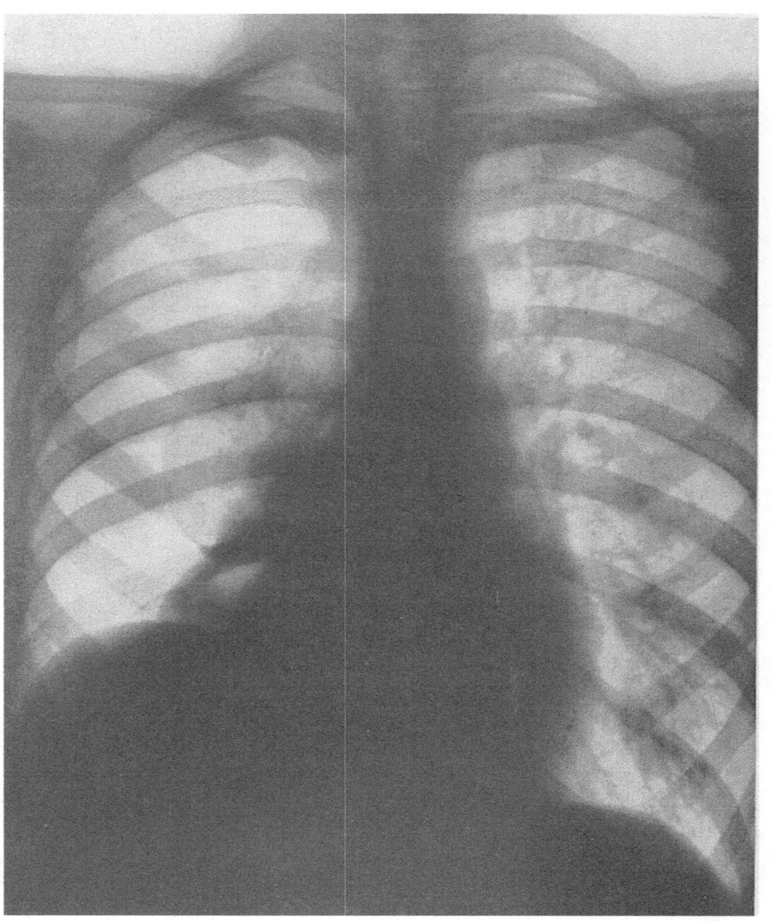

Abb. 40 d. Nach Exhairese.

Wir *fassen kurz zusammen:* Die Thorakokaustik als Ergänzungsoperation zum Pneumothorax ist in der Lage, einen bisher wirkungslosen Pneumothorax in einen wirksamen überzuführen. Ihre Bedeutung geht über den Einzelfall hinaus. Die breite Anwendung der Strangdurchbrennung übt auf die Zahl der Pneumothoraxerfolge einen großen Einfluß aus. Gerade sie ist berufen, die Zahl der therapeutisch nützlichen Pneumothoraces bei der allgemein eingeführten breiteren Anwendung des Pneumothorax in gleicher Höhe wie bei der mehr begrenzten Indikationsstellung zu halten, ja sogar noch eine beträchtliche Steigerung zu erreichen.

II. Zahlenmäßige Angaben über unser gesamtes Material nach Anzahl der Thorakoskopien und Thorakokaustiken, nach den Erfolgen und nach den Komplikationen.

Während den vorhergehenden statistischen Erörterungen nur das Pneumothoraxmaterial des Waldhaus Charlottenburg zugrunde liegt, sind in der folgenden Statistik, die über die Thorakoskopie und Thorakokaustik Rechenschaft ablegen soll, die Erfahrungen von 2 Anstalten, des Tuberkulosenkrankenhauses Waldhaus Charlottenburg und der Heilstätten Beelitz zusammengefaßt. Entsprechend der Aufgabe dieses Abschnittes der Statistik wird nur über solche Fälle berichtet werden, bei denen eine Thorakoskopie resp. Thorakokaustik ausgeführt wurde.

Bei 239 Kranken des Waldhaus Charlottenburg und 78 Kranken der Heilstätten Beelitz wurde eine Thorakoskopie resp. Thorakokaustik vorgenommen. Für die Statistik wurde als Stichtag der 30. IX. 1928 genommen. Die folgenden statistischen Angaben beziehen sich so auf 317 Kranke: 137 Männer, 180 Frauen.

Bis auf wenige Ausnahmen litten die Kranken an einer Lungentuberkulose. Ihr Alter schwankt zwischen 6 und 50 Jahren.

Da bei einigen Kranken die Strangdurchbrennung in mehreren Sitzungen vorgenommen wurde, beträgt die Zahl der Einzeloperationen 399. Eine Thorakokaustik wurde 331 mal ausgeführt. So kommen auf 5 thorakale Endoskopien 4 Thorakokaustiken.

Die 331 Thorakokaustiken wurden bei 272 Kranken vorgenommen. Bei 47 dieser Kranken mußte wegen der Größe des Eingriffes in mehreren Sitzungen operiert werden: bei 36 Kranken 2 mal, bei 6 3 mal, bei 2 4 mal, bei einem 6 mal.

Die Kranken, die einer thorakalen Endoskopie oder Kaustik unterzogen wurden, hatten 220 mal einen vorwiegend einseitigen Lungenprozeß, 97 mal eine mehrweniger doppelseitige Erkrankung. 28 der letzteren Kranken wurden mit doppelseitigem Pneumothorax behandelt.

Bei den 272 Kranken, bei denen eine endothorakale Kaustik ausgeführt wurde, erzielten wir in 63% einen kompletten Pneumothorax (S. 66). In 2,5% trat nach Strangdurchbrennung, trotzdem der Pneumothorax partiell blieb, Bacillenfreiheit ein. In weiteren 5,5% blieb die Ausscheidung von Tuberkelbacillen bestehen, aber die Auswurfverminderung war so ausgesprochen, daß klinisch ein deutlicher Erfolg zu verzeichnen war. Wir haben so, wenn wir unsere Kriterien, die auf Seite 66 angeführt sind, zugrundelegen,

in 71%

aller kaustizierten Fälle ein positives Resultat erzielt. In 21% konnte ein Erfolg nicht erreicht werden, in 8% der Fälle trat eine Verschlechterung auf.

Fassen wir tabellarisch zusammen:

Kaustikerfolg	71%
Kein Erfolg	21%
Verschlechtert	8%

Komplikationen: 1. Exsudate: Fieberhafte Exsudate nach thorakaler Endoskopie und Thorakokaustik wurden in 9% beobachtet. Exsudatbildungen ohne Fieber traten in 7% auf. So beobachteten wir im ganzen in 16% das Auftreten von mittelgroßen bis größeren Exsudaten. Bei dem größeren Teil resorbierten sich die Exsudate allmählich wieder. In 30% aller fieberhaften Exsudate trat die Exsudatbildung im Anschluß an eine endothorakale Blutung auf.

2. Tuberkulöse Empyeme: In 5—7% gingen die Exsudate nach Strangdurchbrennung in tuberkulöse Empyeme über. Berechnet auf die Gesamtzahl der kaustizierten Fälle sind dies 3,1%.

3. Mischinfizierte Empyeme: Wir beobachteten solche Empyeme bei drei Kranken, auf die Gesamtzahl der Fälle berechnet ist dies 1,1%.

4. Lungenperforation nach Strangdurchbrennung wurde in 1,1% beobachtet.

5. Die endothorakale Blutung kam in 5% zur Beobachtung. Davon waren 2% lebensbedrohlich, einen Todesfall im Anschluß daran haben wir nicht gesehen.

6. Verschwartung des Pneumothorax infolge Exsudatbildung nach der Thorakokaustik wurde in 3% beobachtet. Vor der Einführung des Oleothorax betrug der Prozentsatz 6%.

7. Die Mortalität beträgt 0,7%.

Der oben angeführte Prozentsatz der Verschlechterungen von 8% setzt sich zusammen:

1. Tuberkulöse Empyeme	3,1%
2. Mischinfizierte Empyeme ohne Lungenperforation	1,1%
3. Lungenperforation	1,1%
4. Verschwartung	3,0%
	8,3%.

In dem Abschnitt über die Komplikationen nach Strangdurchbrennung wird näher, zum Teil unter Wiedergabe der Kasuistik, auf die einzelnen Momente eingegangen, so daß hier auf eine breitere Ausführung verzichtet werden kann.

III. Der klinische Normalverlauf nach erfolgter Thorakoskopie und Thorakokaustik (mit im Bereich der Normalen liegenden Fiebertypen).

Die meisten der Kranken, die einer thorakalen Endoskopie, vor allem aber einer endothorakalen Kaustik unterzogen werden, sind im Anschluß daran mehr oder weniger angegriffen. Bei zu reichlicher Gabe von Novocain-Adrenalinlösung kann später etwas Übelkeit, sehr selten Erbrechen auftreten. Bei der Überwachung des weiteren klinischen Verlaufes ist die Beobachtung des Pulses und der Körperwärme von großer Wichtigkeit.

Temperaturwellen mit der Erhebung von über $^1/_2$ Grad über die bisherige Temperaturlage von mehr oder weniger langer Dauer kommen nach einer Thorakoskopie fast nie vor. Dagegen sind nach Thorakokaustiken kleine Temperaturerhebungen die Regel. Oft, wir berechneten bei 331 Thorakokaustiken in $62^0/_0$, kommt der in Abb. 41 dargestellte Temperaturverlauf zur Beobachtung.

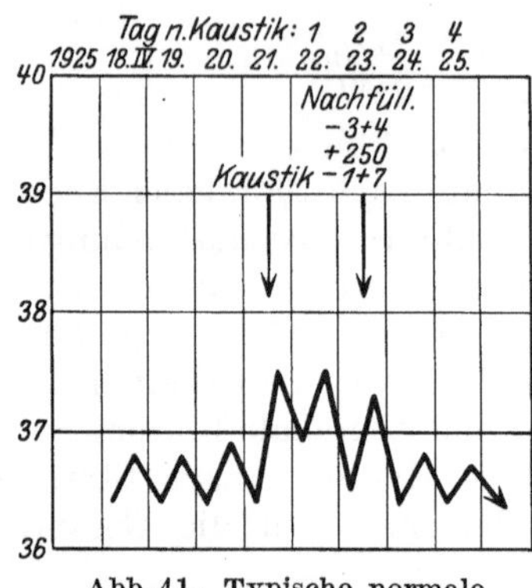

Abb. 41. Typische normale Temperaturwelle nach Thorakokaustik.

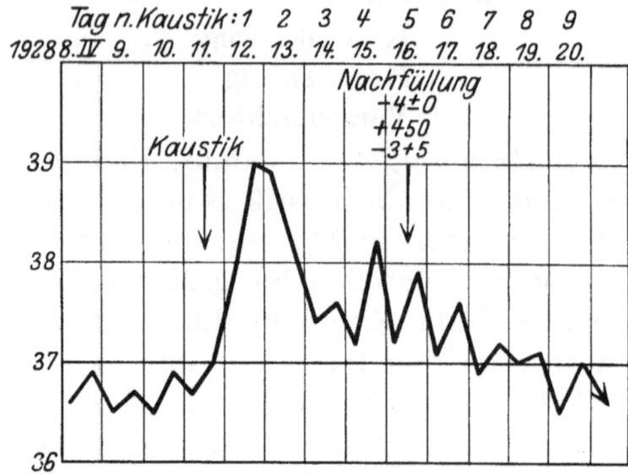

Abb 42. Noch im Bereich des normalen liegende Temperaturwelle nach Thorakokaustik.

Die Temperatur steigt um mehrere Zehntel Grad über die vorhergehende Temperaturlage an und kehrt schon am 3. Tage zur Norm zurück. Da dieser Verlauf am häufigsten zur Beobachtung kam, haben wir ihn als typisch bezeichnet. Gelegentlich sieht man überhaupt keine Beeinflussung der Körperwärme durch die Thorakokaustik. Solche Fälle sind jedoch relativ selten.

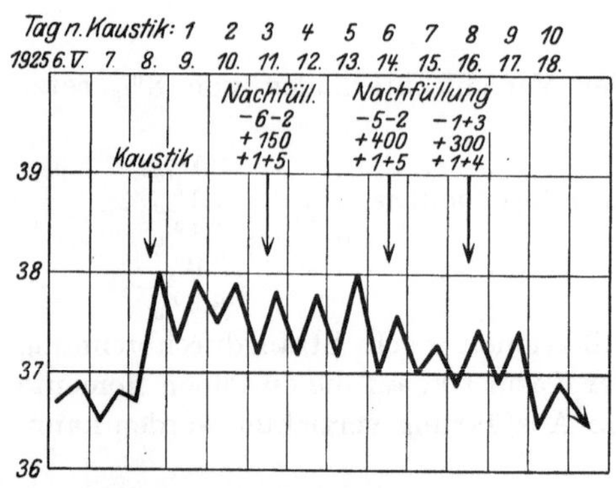

Abb. 43. Längere Temperaturwelle nach Thorakokaustik, ans Pathologische grenzend. Keine größere Exsudatbildung.

Eine Temperatursteigerung von 1—2 Grad nach Ausführung der Kaustik, wie sie in Abb. 42 dargestellt ist, muß als noch im Bereich des Normalen liegend angesehen werden. Die lytische Entfieberung vollzieht sich im Verlaufe einer Woche. Der Grad der Erhöhung der Körperwärme nach Thorakokaustik ist weniger ausschlaggebend, von größerer Bedeutung ist vielmehr die Dauer des Fiebers. Tritt schon am nächsten oder am übernächsten Tage nach der Operation eine Temperatursenkung ein, so ist der Fieberverlauf noch als normal zu bezeichnen. Wir beobachteten in $16^0/_0$ ähnliche Kurven wie die in Abb. 42 dargestellten.

Die Temperaturerhöhungen sind fast immer Folgen von kurz dauernden Pleuritiden, die meist mit Exsudatbildung im Pneumothoraxraum einhergehen. Fast regelmäßig beobachtet man nämlich nach der Thorakokaustik kleine Sinusexsudate. Je intensiver die exsudative Entzündung der Pleura ist, desto mehr zieht sich die Temperaturwelle in die Länge. Grenzen für die Dauer einer noch im Bereich des Normalen liegenden Temperaturwelle zu geben, ist schwierig, wenn man nicht in die Gefahr des Schematisierens kommen will. In Abb. 43 haben wir eine ans Pathologische grenzende Fieberwelle dargestellt. Eine größere Exsudatbildung kam in diesem Falle nicht zustande. Wir beobachteten ähnlichen Fieberverlauf in 10% der Fälle. Kombinationen zwischen diesem Fiebertypus und dem in Abb. 42 dargestellten kommen vor.

Bei unseren 331 Thorakokaustiken sahen wir diese 3 Typen von Temperaturerhöhungen, somit etwa in 90%.

Die so oft nach endothorakaler Kaustik zur Beobachtung gelangenden kleinen Sinus- und Randexsudate resorbieren sich meist im Verlaufe von 1 bis 2 Wochen. Nicht immer braucht ihre Entstehung mit einer Temperaturerhöhung einherzugehen. Ebenso wie beim Pneumothorax können sie sich ohne wesentliche Alteration der Körperwärme entwickeln. Bei dem Kapitel Komplikationen wird kurz auf mittelgroße Exsudate mit fieberfreier Entstehung im Anschluß an die Thorakokaustik einzugehen sein.

Der Entwicklung dieser kleinen Exsudate liegen eine Reihe von Faktoren zugrunde. Die Rauchbildung bei der Operation, die Brandwunden im Innern der Brusthöhle und die so oft zu beobachtenden kleinen Blutkoagula sind hier anzuführen. Kleinste Blutungen aus den durch das Einführen der Troikarts entstehenden Brustwandwunden kommen recht häufig vor. Daß die Pleura durch Rauchgase gereizt werden kann, wird von Maurer bestritten. Wir selbst haben gerade auf die restlose Entfernung der Gase immer großes Gewicht gelegt, weil wir gerade nach wenig guter Entlüftung Exsudate beobachteten. Daß, wie Maurer angibt, die kleinen und auch größeren Exsudate *stets* eine Folge kleiner oder größerer intrapleuraler Blutungen seien, können wir an Hand unseres, besonders in dieser Richtung durchgesehenen Materials nicht bestätigen. Wir haben gelegentlich, worauf später einzugehen sein wird, nach größeren intrapleuralen Blutungen keine Temperaturerhöhungen und auch keine Exsudatbildung gesehen.

Eine enge Beziehung zwischen Blutung und Exsudatentstehung konnten auch wir feststellen. 30% aller größeren fieberhaften Exsudate traten im Anschluß an eine Blutung auf. Alle die oben angeführten Momente wie Rauchentwicklung, Wundreaktion und Blutung sind wohl für die Pleurareizung, die oft zur Exsudatbildung führt, verantwortlich zu machen.

IV. Entstehung, Verlauf und Behandlung der Komplikationen.

Wie bei jedem operativen Eingriff, so können auch bei der Thorakokaustik eine Reihe von Komplikationen eintreten. Es sind hier zu nennen: das Brustwandemphysem, die fieberhaften und fieberlosen Pneumothoraxexsudate, das tuberkulöse Empyem, die Verschwartung des Pneumothorax im Anschluß an die Thorakokaustik, die endothorakale Blutung, und endlich die mischinfizierten Empyeme mit oder ohne Lungenperforation. Die Zahl der möglichen Zwischenfälle ist somit recht groß.

1. Das Haut- und Brustwandemphysem.

Im Anschluß an fast jede Thorakoskopie und Thorakokaustik entwickelt sich ein kleines subcutanes Emphysem. Nur in selteneren Fällen nimmt es solche Ausmaße an, daß es für den Kranken störend wirkt. Gutes Verreiben der Einführungsstelle von Optik und Brennertroikart nach Entfernung der Instrumente, Bekämpfung des Hustenreizes und Kompression der Brustwandwunden durch Auflegung von Sandsäcken über 24 Stunden verhindern stets eine größere Hautemphysembildung. Auf die streifigen und fleckigen Schattenbildungen im Röntgenbilde, die durch die Luftansammlung im subcutanen Gewebe oder zwischen den Muskelfasern hervorgerufen werden, haben wir weiter vorne auf S. 52, Abb. 29, hingewiesen.

2. Die fieberhaften und fieberlosen Pneumothoraxexsudate nach Thorakokaustik. Das tuberkulöse Empyem. Die Verschwartung des Pneumothorax.

Bei der Schilderung des komplikationslosen klinischen Verlaufes einer Thorakoskopie resp. Thorakokaustik (S. 75) wurde darauf hingewiesen, daß eine geringe Exsudatbildung vor allem nach der Thorakokaustik fast regelmäßig eintritt. Es bestehen fließende Übergänge zwischen diesen und den fieberhaften Pneumothoraxexsudaten.

Das Auftreten von mittelgroßen oder großen Pneumothoraxexsudaten im Anschluß an die Strangdurchbrennung ist oft mit einer ausgesprochenen Temperaturerhöhung über die Dauer von 3—6 Wochen verbunden. Der Anstieg des Fiebers erfolgt in engem Anschluß an den Eingriff. Das Fieber erreicht in 1 bis 2 Tagen, selten langsamer seinen Höhepunkt und hält sich auf diesem 1 oder mehrere Wochen, um dann lytisch abzusinken. In der Mehrzahl der Fälle ist der Zusammenhang der Exsudatbildung mit der Thorakokaustik evident. Gelegentlich kann es jedoch vorkommen, daß die Vornahme des Eingriffes mit einer in Entwicklung begriffenen Pneumothoraxpleuritis zusammenfällt. Thorakoskopisch findet man in solchen Fällen eine umschrieben oder allseitig entzündete Pleura, wie es auf S. 38—41 beschrieben wurde. Die Beobachtung der Temperatur am Morgen der Strangdurchbrennung verhindert meist ein solch unglückliches Zusammentreffen.

Während wir fieberhafte Exsudatbildungen in 9% aller Strangdurchbrennungen beobachteten, sahen wir in 7% die Entwicklung fieberloser mittelgroßer oder großer Pneumothoraxexsudate im Anschluß an die Thorakokaustik.

Die Exsudate sind serös oder trübserös. In den meisten Fällen bilden sie sich nach Absaugung nicht wieder. Öfter resorbieren sie sich spontan. In 5—7%, bezogen auf die Gesamtzahl der Exsudate, entwickelten sich tuberkulöse Empyeme, auf die Gesamtzahl der Thorakokaustiken berechnet, macht dies 3,1%.

Findet man bei der Thorakoskopie eine entzündlich veränderte Pleura, so ist mit der Entwicklung eines Exsudates zu rechnen. Öfter sahen wir in den Fällen, in welchen wir endoskopisch außerhalb des Bereiches der Brennstelle subpleural oder in der Pleura selbst gelegene tuberkulöse Veränderungen (s. S. 41) fanden, sich im weiteren Verlauf tuberkulöse Empyeme entwickeln. In solchen Fällen ist, wenn eine sehr ausgedehnte endothorakale Kaustik notwendig sein sollte, oder wenn der Effekt dieser fraglich ist, bei einseitiger Lungenerkrankung eine Thorakoplastik in Betracht zu ziehen, ehe zur Kauterisation geschritten wird. Hier ist von Fall zu Fall zu entscheiden. MATSON schlägt vor, in solchen Fällen trotzdem die Thorakokaustik auszuführen, aber dann im Anschluß an die Operation durch Eingießung von 150—250 ccm eines 2,5% bis 5% Gomenol-Olivenölgemisches einen Desinfektionsoleothorax zu erzeugen, wodurch eine Empyembildung verhindert wird. Mit gutem Erfolg behandelte dieser Autor die tuberkulösen Empyeme nach Thorakokaustik mittels dieser Methode.

Es sei darauf hingewiesen, daß nach BRUNNER lang anhaltende Fiebersteigerungen, die unter Umständen regelmäßig nach jeder Nachfüllung sich verstärken, schon allein den Verdacht auf das Bestehen einer Pleuratuberkulose nahelegen.

Die Eröffnung tuberkulöser Herde durch die Thorakokaustik muß zu einer tuberkulösen Infektion der Pleura und damit zu Exsudat- und Empyembildung führen. War die durchtrennte Verwachsung sehr kurz, so können nach Resorption und Abstoßung des Brennschorfes tuberkulöse Herde, die früher im Verwachsungsgewebe eingebettet lagen, an die Lungenoberfläche gelangen. Die Entstehung von tuberkulösen Empyemen ist dann infolge Ulceration möglich.

Bei Kranken mit großer Entzündungsbereitschaft wird eine Exsudatbildung leichter als bei anderen auftreten. Wir beobachteten bei einem Kranken, bei dem die Anlegung des Pneumothorax eine starke circumfokale Entzündung um die Kaverne in der Kollapslunge hervorrief, im Anschluß an die Thorakoskopie eine Exsudatbildung unter septischem Fieber. Das Exsudat war serös und resorbierte sich spontan fast völlig.

Die Exsudatbildung nach Thorakokaustik steht ferner in enger Beziehung zu der endothorakalen Blutung. 30% der von uns beobachteten fieberhaften und 4% der fieberlosen Exsudate standen in engem Zusammenhange mit einer endothorakalen Blutung. In die Brusthöhle ausgetretenes Blut ruft öfter eine mehr oder weniger ausgedehnte Exsudation hervor. Eine solche, an eine Blutung sich anschließende Fieberwelle kann in einer Woche abgelaufen sein, sie kann sich aber auch bis über 6 Wochen erstrecken.

Die Behandlung der Exsudate nach der Thorakokaustik deckt sich mit der allgemein üblichen der Pneumothoraxexsudate überhaupt. Jede Exsudatbildung kann durch folgende *Verschwartung* des Pneumothorax den Kaustikerfolg in Frage stellen. Man darf deshalb mit der Absaugung des Exsudates, wenn dieses keine Resorptionsneigung zeigt, nach der Entfieberung nicht zu lange warten. Vor allem im Anschluß an größere endopleurale Blutungen muß für eine baldige möglichst restlose Entleerung des Blutexsudatgemisches gesorgt werden, da sonst, weil das Blut nur sehr langsam resorbiert wird, eine Organisation eintritt. In unserem ersten derartigen Falle, in welchem wir eine baldige und gründliche Punktion nicht vornahmen, trat eine völlige Verschwartung des Pneumothorax ein. Wir beobachteten im Anschluß von Strangdurchbrennungen früher in 6% eine Verschwartung des Pneumothorax, jedoch ist seit der Einführung des Oleothorax dieser Prozentsatz auf 3% heruntergedrückt worden. Die allmählich sich vollziehende Verschwartung eines Pneumothorax kann im gegebenen Falle durch einen Oleothorax hinangehalten werden. Wir legen Wert darauf, daß möglichst erst, nachdem der Unterlappen mit der Brustwand fest verlötet ist, die Öleinfüllung vorgenommen wird. Hierdurch erhält das Öl eine festere Unterlage als wenn es mit seiner ganzen Schwere auf dem Zwerchfell allein lastete. Wir geben in der Abb. 44 a—d einen derartigen Fall wieder.

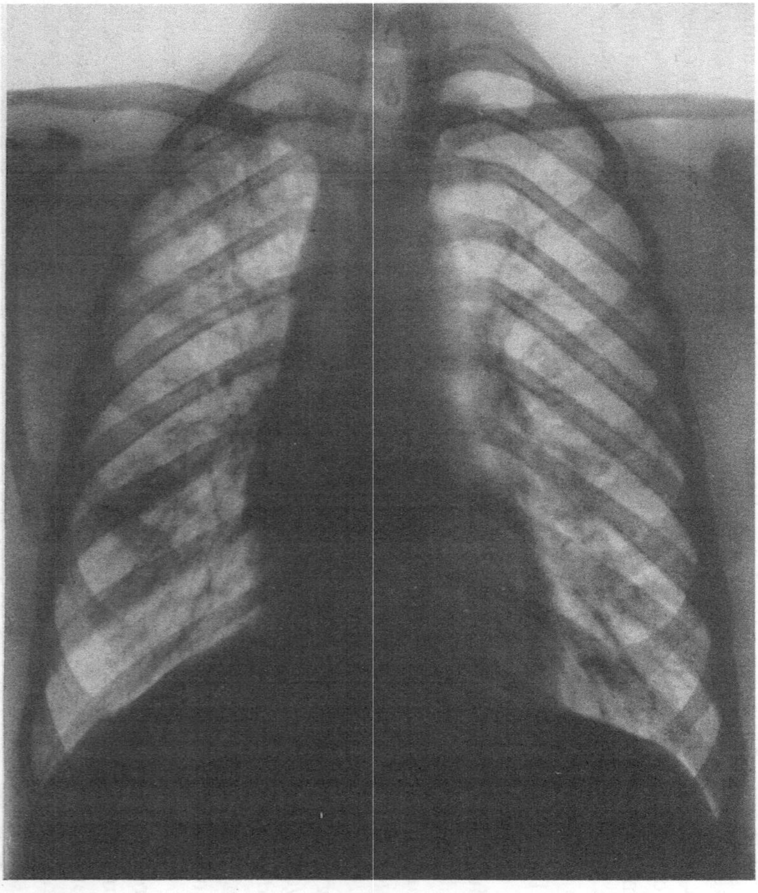

Abb. 44 a. Rechtsseitige Tuberkulose mit Kavernenbildung. X. 1927.

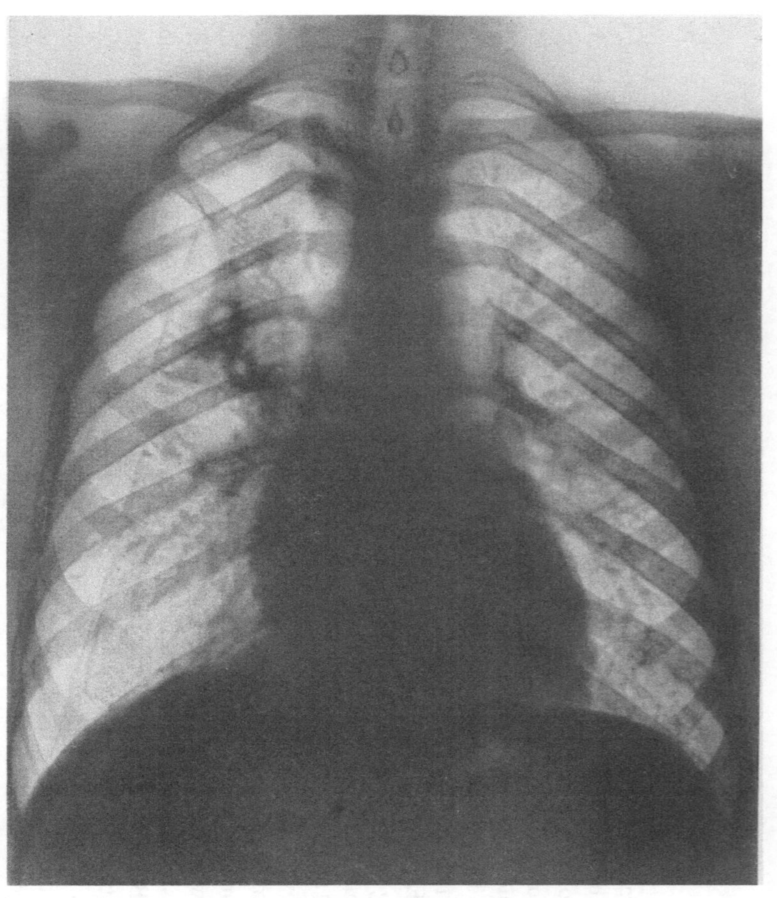

Abb. 44 b. Derselbe Fall. Nach Pneumothoraxanlage. II. 1928.

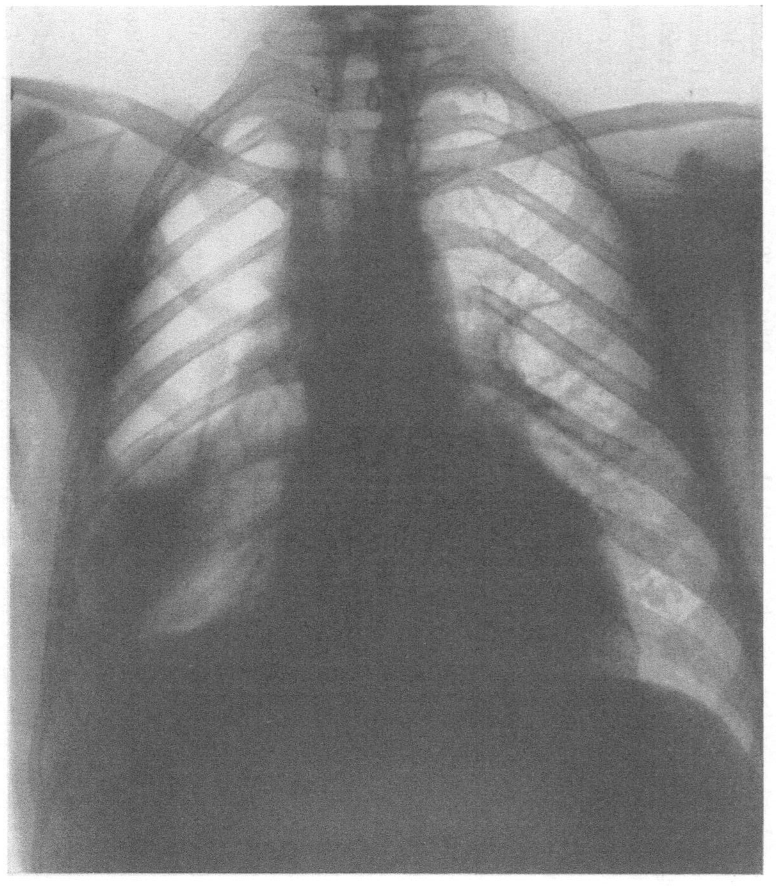

Abb. 44 c. Nach Strangdurchbrennung und mit beginnender Verschwartung des Pneumothorax. VII. 1928.

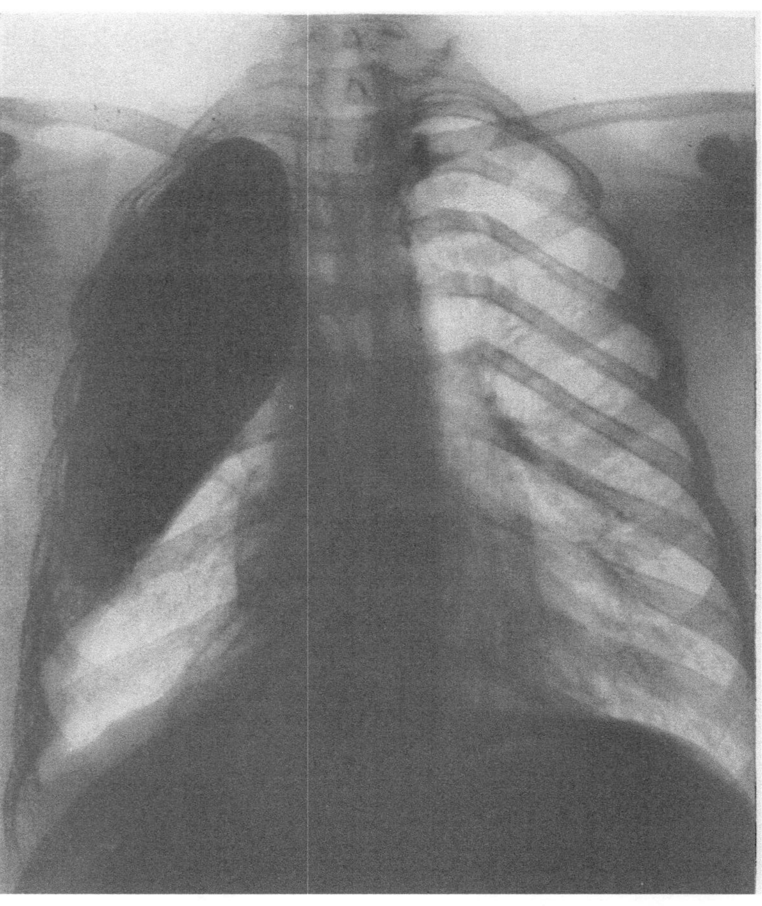

Abb. 44 d. Oleothorax nach Anlegung des Unterlappens. I. 1929.

Eine Verschwartung von inkompletten Pneumothoraces, die auch durch eine Thorakokaustik nicht zu komplettieren sind, ist meist von geringerer Bedeutung. Die Pneumothoraxverschwartung kann sich in solchen Fällen in 2—3 Wochen vollzogen haben. Solche Kranke sind, wenn es angängig ist, der Thorakoplastik zuzuführen.

3. Die endothorakale Blutung.

Die Einführung des Optik- oder Brennertroikart verursacht in den meisten Fällen keinen nennenswerten Austritt von Blut in die Pleurahöhle. Hin und wieder jedoch rinnen einige Tropfen Blut den Instrumenten entlang auf die Pleura visceralis und parietalis oder ein schmaler Blutstreifen läuft von den Einführungsstellen zum Boden der Pleura hin. Nur ganz selten bilden sich auf diese Weise kleine Blutseen in der Tiefe der Pleurahöhle.

Diesen kleinen Blutungen aus der Brustwand, die keiner Behandlung bedürfen, stehen diejenigen gegenüber, die infolge der Kaustik auftreten. Wir sind weiter vorne auf die Frage eingegangen, wie weit es thorakoskopisch möglich ist, auf den Gehalt an Blutgefäßen in den Verwachsungen schließen zu können (S. 48). Wie wir dort ausführten, bildet nur die Verletzung von Arterien eine Gefahr. Bei Läsion einer solchen spritzt das Blut in die Brusthöhle oder es rinnt an der Brustwand herunter, um sich am Boden der Pleurahöhle anzusammeln.

Wir beobachteten in 3% mittelschwere, in 2% größere Blutungen nach Thorakokaustik. Niemals haben wir im Anschluß an eine Blutung einen Todesfall erlebt. Die meisten Blutungen waren Brustwandblutungen. Nur in 2 Fällen erfolgte sie aus den Verwachsungsstümpfen auf der Lunge. Da die Verwachsungen stets brustwandnah durchtrennt werden, und da die Intercostalgefäße an der Vascularisation dieser weitgehend beteiligt sind, so ist das vorwiegende Vorkommen der Brustwandblutungen leicht zu erklären.

Die meisten Blutungen sind auf folgendes zurückzuführen:

1. Die Durchtrennung der Verwachsung wurde mit zu heißem Brenner vorgenommen. Die Verwendung von weißglühenden Brennern begünstigt stets das Auftreten von Blutungen, da die der Durchschneidung vorhergehende Koagulation der Gewebe nur mäßig intensiv ist.

2. Der Brenner wurde nicht senkrecht, sondern spitzwinkelig zum Strang angelegt und es wurde so in die Brustwand hinein gebrannt.

3. Durch ungeschicktes und unvorsichtiges Manipulieren mit dem Brenner im Innern der Brusthöhle wird dieser in die Brustwand eingestoßen. Auf diese Art kann auch eine Blutung mit dem kalten Brenner hervorgerufen werden.

4. Durch ungenügende Orientierung bei den Spitzenadhäsionen, die im Bereich der Arteria und Vena subclavia inserieren, können diese großen Gefäße verletzt werden.

5. Durch unvorsichtiges Anlegen des Brenners an den dünnen letzten Rest des Stranges nach tiefer Einkerbung, wodurch dieser Strangabschnitt durchreißt, ohne kauterisiert zu sein und so eine Blutung entsteht.

Bei Beachtung dieser Momente ist die endothorakale Blutung bei der Thorakokaustik fast immer zu vermeiden. Wir haben in den letzten $1^1/_2$ Jahren nur *eine* mittelschwere Blutung unter etwa 150 Thorakokaustiken erlebt.

Meist gelingt es, der Blutung durch den rotglühenden Brenner Herr zu werden. Erfolgt die Blutung aus dem der Lunge aufsitzenden Verwachsungsstumpf, so ist die Verschorfung der blutenden Stelle wegen der Lungenbewegung schwieriger, als wenn das Blut aus der Brustwand austritt. Mißlich ist es, wenn das Blut auf die Optik spritzt, so daß man die Operation unterbrechen muß, um die Optik zu wechseln oder zu reinigen. Aber auch dann bekommt man die Blutung fast immer zum Stehen. Kollabiert der Kranke, so muß die Operation ohne Rücksicht darauf, ob die Blutung steht oder nicht, abgebrochen werden. Excitantien, Blutstillungsmittel, evtl. Kochsalzeinläufe sind dann anzuwenden.

Die Gerinnung des in die Pleurahöhle ausgetretenen Blutes erfolgt schnell. Durch Versuche von Herzfeld und Henschen aus der Sauerbruchschen Klinik ist der Beweis erbracht worden, daß die Gerinnungsfähigkeit des Blutes in der Pleurahöhle keineswegs vermindert ist, wie früher angenommen wurde, sondern sogar eine Beschleunigung der Gerinnung infolge der rhythmischen

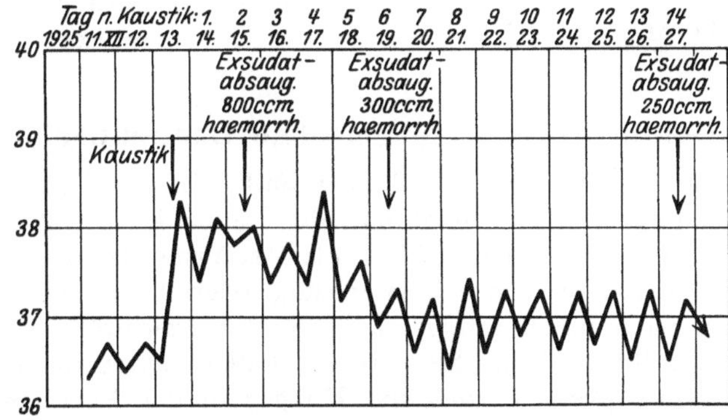

Abb. 45. Blutung bei Thorakokaustik. Keine Verschwartung.

Herz- und Lungenbewegung erfolgt. Das Blut ruft bald eine seröse Exsudation in dem Brustfellraum hervor. Bei der Entleerung des Blut-Exsudatgemisches, die wegen der Verschwartungsgefahr möglichst bald vorgenommen werden muß, erhält man ein dickflüssiges, blaurotes Punktat, das keinerlei Gerinnungsfähigkeit mehr hat. Nach Herzfeld und Henschen gerinnt dieses Gemisch deswegen nicht, weil das Blut durch die Schüttelbewegung des Herzens und der Lunge defibriniert worden ist.

Entsprechend der meist eintretenden serösen Exsudation nach einer Blutung kommt es zu Fieber. Die Temperaturen sind meist von kürzerer Dauer, wir sahen jedoch auch solche von 3—6 Wochen Länge. In Abb. 45 ist der Fieberverlauf nach einer schweren Blutung bei einem 32 Jahre alten Manne dargestellt, bei dem mehrere dünne Stränge durchbrannt worden waren. Bei der Kauterisation des letzten Stranges erfolgte die Blutung, und zwar aus dem der Lunge aufsitzenden Stumpf. Die Verschorfung der blutenden Arterie gelang nicht sofort, so daß eine ziemlich große Blutmenge austreten konnte. Unsere Nachbehandlung ergibt sich aus der Abb. 45. Auf die Wiedergabe der intrapleuralen Drucke wurde aus Gründen der Übersichtlichkeit verzichtet. Die Punktionen müssen unter streng sterilen Kautelen vorgenommen werden, weil die Anwesentheit von Blut in der Pleurahöhle die Infektionsgefahr wesentlich steigert. Ein mischinfiziertes Empyem nach Blutung haben wir nicht gesehen.

In dem folgenden Fall, bei dem im wesentlichen der gleiche Temperaturverlauf wie in Abb. 45 zur Beobachtung kam (Abb. 46), wurde ein zweischenkeliger flacher Strang nahe der Brustwand durchtrennt. Dabei erfolgte eine kleine Brustwandblutung, die durch Verschorfung bald zum Stillstand gebracht werden konnte. Zwei Stunden nach der Operation kollabierte der Kranke, der Puls war eben noch zu fühlen. Es war eine Nachblutung eingetreten. Wir führen diesen Fall an, um auch auf diese Möglichkeit hinzuweisen.

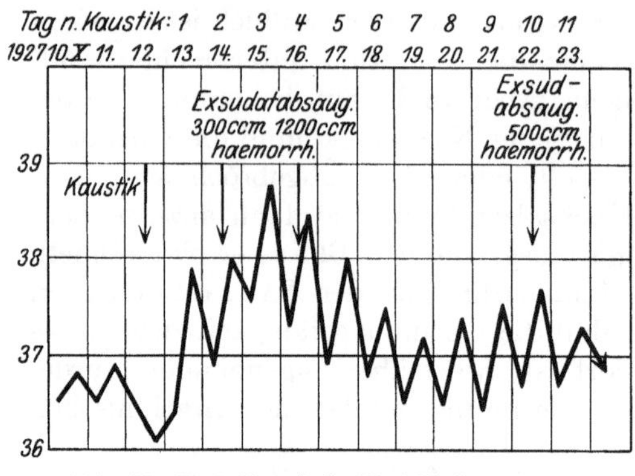

Abb. 46. Endothorakale Nachblutung nach Thorakokaustik. Keine Verschwartung.

Auf die Gefahr der Verschwartung im Anschluß an eine endothorakale Blutung haben wir auf S. 79 hingewiesen.

4. Das mischinfizierte Empyem ohne Lungenperforation.

Solche Empyeme sahen wir in 1,1% der Fälle. Zweimal handelte es sich um ein Staphylokokken- und einmal um ein Pneumokokkenempyem. Diese mischinfizierten Empyeme können auf zweierlei Art zustande kommen: 1. Durch Mobilisierung von Erregern in der Verwachsung oder 2. durch Verschleppung dieser von außen nach innen infolge mangelhafter Sterilität. Es ist schwer anzugeben, welcher dieser Modi bei unseren Fällen stattgefunden hat. Bei dem Pneumokokkenempyem werden die Erreger in der Verwachsung selbst vorhanden gewesen sein. In dem einen Falle von Staphylokokkenempyemen wurde bei der Kaustik ein Strang durchbrannt, der zum größten Teile auf Kosten der Lunge gebildet und dessen bindegewebiger Anteil relativ kurz war. Zu gleicher Zeit bestand ein trübseröses Exsudat, das allerdings vor der Operation so weit wie möglich abpunktiert worden war.

Das gibt uns Gelegenheit, auf die Untersuchungen von Unverricht einzugehen und die Frage zu erörtern, ob bei bestehendem Exsudat gebrannt werden soll oder nicht.

Unverricht hat ausgedehnte Untersuchungen über die Herabsetzung der Resistenz der Pneumothoraxpleura gegenüber Staphylokokken angestellt und er fand bei frischen Pneumothoraces eine Verminderung der Resistenz, dagegen bei länger bestehendem Pneumothorax eine Resistenzerhöhung gegenüber diesen Eitererregern. Die Pneumothoraxexsudate teilt er in 3 Gruppen ein:

1. In die reinen Reizergüsse ohne Fieber, rein serös und mit relativer Zellarmut. Cytologisch finden sich im Ausstrich zahlreiche Eosinophile, wenig Lymphocyten, ganz vereinzelt Erythrocyten und polynucleäre Leukocyten.

2. In die zellreicheren Ergüsse, die sich oft unter gleichen klinischen Erscheinungen, wie wir sie von der Pleuritis exsudativa kennen, entwickeln, und meist längere Zeit subfebrile Temperaturen bedingen. In diesen Ergüssen sind fast immer Tuberkelbacillen nachweisbar, ihre Resorption ist schlecht. Die cellulären Elemente bestehen zum großen Teil aus kleinen Lymphocyten. Und endlich

3. die mischinfizierten Empyeme mit ihren akut und stürmisch einsetzenden klinischen Erscheinungen. In ihnen überwiegen die neutrophilen Leukocyten.

Nach Unverricht geben die gewöhnlichen Exsudate der ersten Gruppe keine Kontraindikation für die Strangdurchbrennung ab. Ebensowenig aber auch die serösen Exsudate der 2. Gruppe. Bei den mehr eitrigen Exsudaten dieser Gruppe 2 ist die Kontraindikation fraglich. Ergüsse dagegen mit Änderung des cytologischen Bildes im Sinne einer Vermehrung der Neutrophilen kontraindizieren die Thorakokaustik, da der Pleura die Bewältigung der durch die Kaustik evtl. frei werdenden Keime nicht zugemutet werden darf.

Wir selbst haben eine cytologische Analyse der Exsudate vor der Strangdurchbrennung nicht vorgenommen und haben bis auf den weiter oben angegebenen Fall eine Mischinfektion nicht beobachtet, trotzdem wir in einer relativ großen Anzahl von solchen Fällen die Strangdurchbrennung bei bestehendem Exsudat vorgenommen haben. Gelegentlich sahen wir eine vorhandene Pleuritis

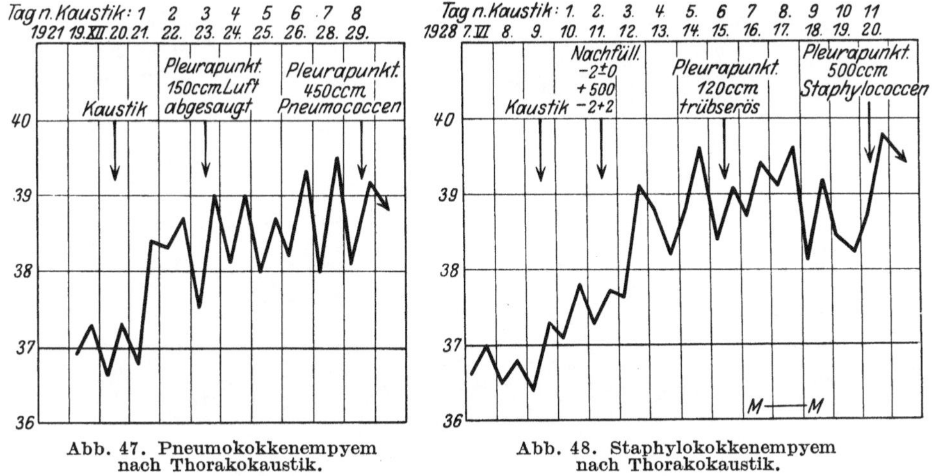

Abb. 47. Pneumokokkenempyem nach Thorakokaustik.

Abb. 48. Staphylokokkenempyem nach Thorakokaustik.

exsudativa exazerbieren. Wir halten jedoch die Untersuchungen von Unverricht für durchaus beachtenswert.

Wir geben im folgenden die Fieberkurven, die wir in zweien dieser Fälle sahen, wieder (Abb. 47 u. 48). Durch diese Komplikation haben wir keinen Todesfall erlebt.

5. Die Lungenperforation nach Thorakokaustik.

Die Lungenperforation, in den meisten Fällen Kavernenperforation, kann sofort im Anschluß an die endothorakale Kaustik oder erst nach Wochen klinisch manifest werden. Man hat also zwischen einer Früh- und Spätperforation zu unterscheiden. In allen Fällen entwickelt sich ein mischinfiziertes Empyem.

Den einzigen Fall von *Frühperforation*, den wir beobachteten, geben wir im folgenden wieder.

Es handelt sich um einen 24 Jahre alten Mann, bei dem wegen einer cirrhotischen Phthise des linken Oberlappens mit großer Kaverne und disseminierter produktiver Herdaussaat im rechten Oberlappen ein Pneumothorax links angelegt worden war (Abb. 49). $2^1/_2$ Monate nach der Pneumothoraxanlegung wurden ein langer, ziemlich breiter und mehrere kleine Stränge durchtrennt, ohne daß bei der Operation irgendwelche Komplikationen vorhanden waren. Bald nach der Kaustik stieg die Temperatur bis 40 Grad

(Abb. 50). Am 3. Tage trat Kurzatmigkeit auf. Im Laufe der ersten Woche waren die Pneumothoraxdrucke so, daß auf eine Lungenperforation nicht geschlossen werden konnte. Erst kurz vor dem Tode bot sich das Bild eines Ventilpneumothorax. Auf die Wiedergabe der zahlreichen Druckmessungen wurde aus Gründen der Übersichtlichkeit in Abb. 50 verzichtet. Bei der *Sektion* fanden sich in der linken Brusthöhle 200 ccm serofibrinöses Exsudat, die Lunge war stark kollabiert und durch drei Stränge von 3—4 cm

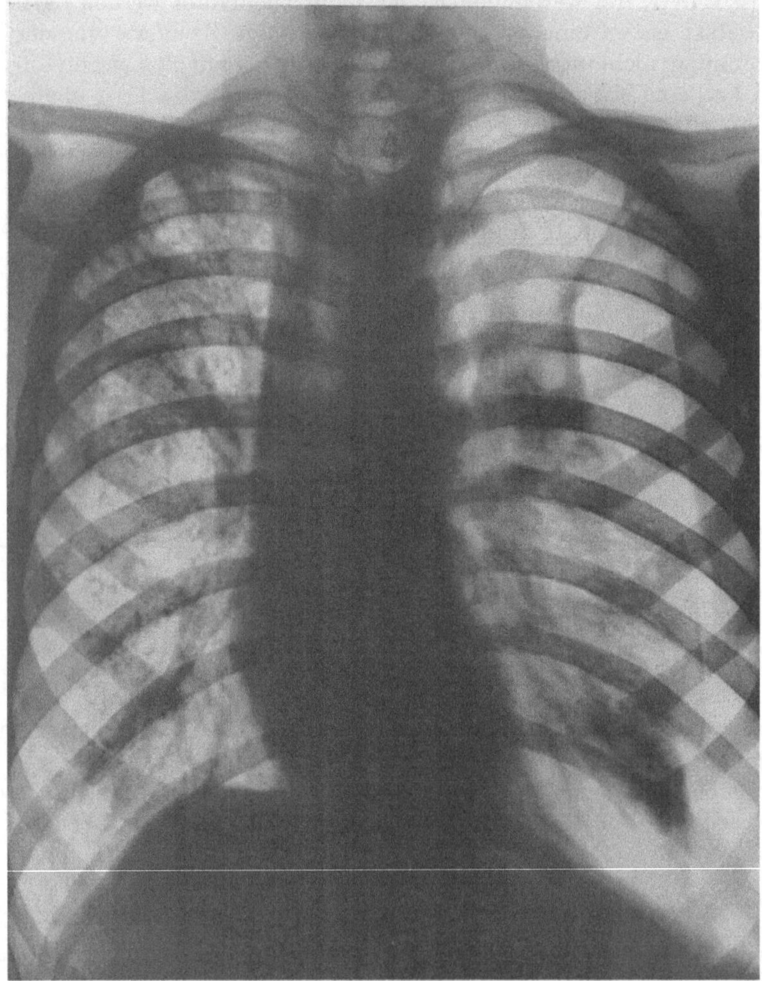

Abb. 49. Vor der Strangdurchbrennung.

Länge an der vorderen Brustwand fixiert. Im Bereich des Lungen-Obergeschosses fanden wir 4 Strangstümpfe. In unmittelbarer Nähe des Ansatzes eines dieser Stümpfe bestand eine stecknadelkopfgroße Öffnung, aus der sich bei Druck auf die Lunge eitrige Massen entleerten.

Epikrise: Bei der Operation war in dem vorliegenden Falle nicht durch den glühenden Brenner eine Lungenperforation verursacht worden, vielmehr trat diese in unmittelbarer Nähe des Stranganisatzes an der Lunge auf. Es besteht

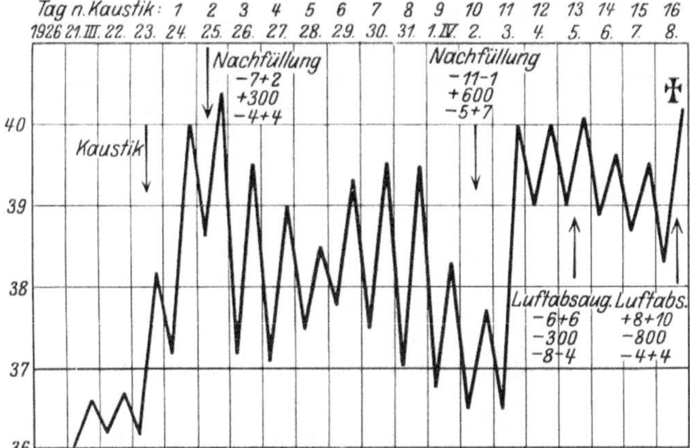

Abb. 50. Lungenruptur nach Thorakokaustik.

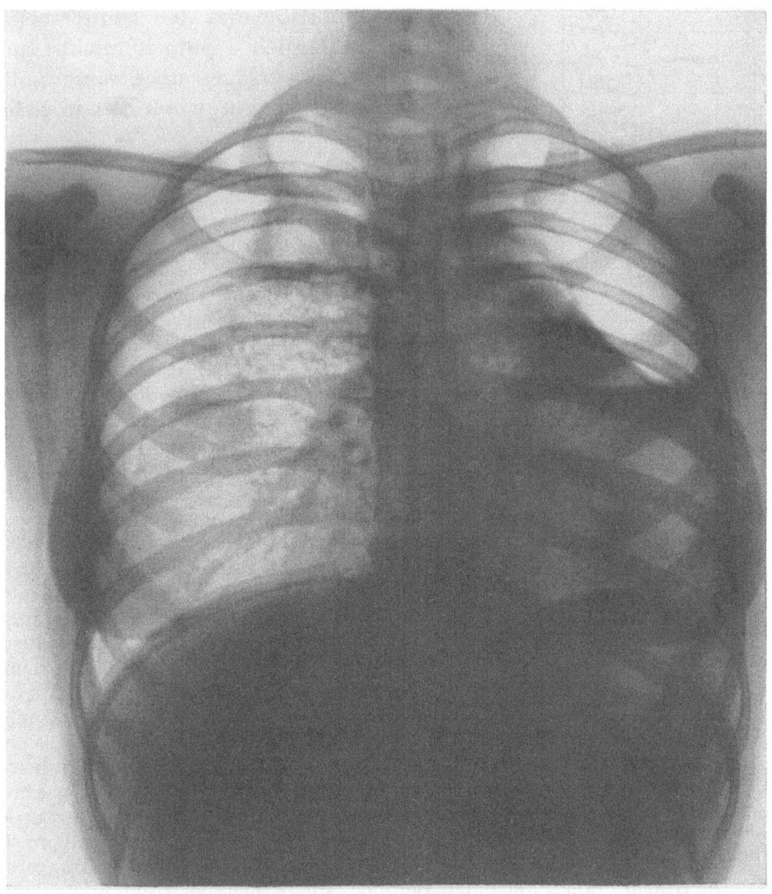

Abb. 51. Vor der Strangdurchbrennung.

jedoch kein Zweifel, daß die Lungenperforation in ursächlichem Zusammenhang mit der Thorakokaustik steht. Die Perforation muß durch Zerrungen am Strange entstanden sein. Wenn dieses der Fall ist, so muß schon eine sehr dünne Kavernenwand bestanden haben. Eine histologische Untersuchung der Perforationsöffnung, durch welche wir in dieser Richtung hätten Aufschluß bekommen können, wurde nicht gemacht.

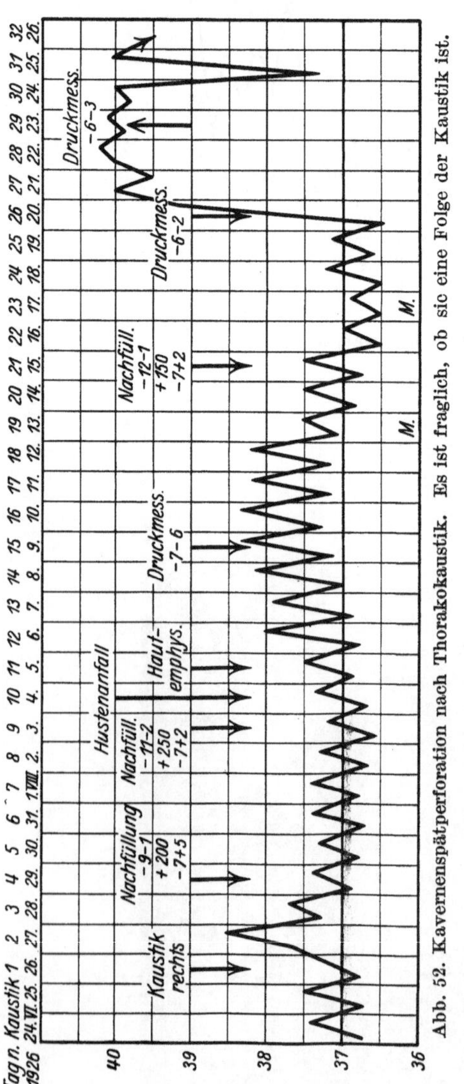

Abb. 52. Kavernenspätperforation nach Thorakokaustik. Es ist fraglich, ob sie eine Folge der Kaustik ist.

In scharfem Gegensatz zu diesem Falle stehen diejenigen, in welchen es erst nach Wochen zur Lungenruptur kam. Schon JACOBAEUS hat auf die *Spätperforation* nach Strangdurchbrennung aufmerksam gemacht. Er sah nämlich 1—2 Monate nach der Kaustik tuberkulöse Empyeme, vereinzelt sogar mischinfizierte Empyeme auftreten. Er hielt eine kausale Verbindung zwischen der Operation und den Empyemen für wahrscheinlich, jedoch nicht sicher. Wir selbst verfügen über wenige solcher Fälle, von denen wir 3 hier in extenso mitteilen:

Fall 1. Bei der 21 jährigen Kranken, die erstmalig im Jahre 1925 wegen einer produktiven Tuberkulose des linken Oberlappens mit Kaverne und der rechten Spitze in unserer Behandlung war, wurde damals ein Pneumothorax links angelegt. Durch Thorakokaustik wurde dieser komplettiert und die Kranke als geschlossen entlassen. 1 Jahr später kam sie wieder zu uns. Der Pneumothorax links war kleiner geworden, jedoch gut wirksam. Dagegen war es im rechten Oberlappen zur Kavernenbildung gekommen. Deshalb wurde ein rechtsseitiger Pneumothorax angelegt. Abb. 51 zeigt das Röntgenbild, das kurz vor der Strangdurchbrennung angefertigt wurde, die 3 Monate nach Anlegung des Pneumothorax gemacht wurde. Diese verlief ohne Besonderheiten. Es wurde ein $1^1/_2$ cm breiter, 2 cm langer bandförmiger Strang durchbrannt. Der weitere klinische Verlauf geht aus Abbildg. 52 hervor. Dieser war bis zu dem 10. Tage durchaus normal. An diesem Tage trat plötzlich ein starker Hustenanfall mit anschließender auffallend starker Kurzatmigkeit auf. Am nächsten Tage bestand ein ziemlich ausgedehntes Hautemphysem. Die durch den Hustenanfall ausgelöste Temperaturwelle fiel in etwa 10 Tagen zur früheren Temperaturlage ab. Am 26. Tage nach der Operation trat im Anschluß an einen erneuten krampfartigen Hustenanfall hochgradige Atemnot, Blässe, Erbrechen auf. Die Temperatur stieg unter Schüttelfrost an. Auch in diesem Falle entwickelte sich erst kurz vor dem Tode das Bild des Ventilpneumothorax. Der Tod trat 4 Wochen nach der akuten Temperatursteigerung auf. Die *Sektion* ergab folgenden Befund: Im Bereich des rechten Oberlappens bestand eine klein-apfelgroße Kaverne, die bis dicht an die Pleura heranreichte und die

Lungenoberfläche in der Ausdehnung eines 10 Pfennigstückes berührte. In diesem Bereich war die Kavernenwand nur 1—2 mm dick. Auf diesem membrandünnen Kavernenabschluß saß in der Mitte ein kleiner, 3 mm langer Bürzel, der Rest des früher durchtrennten Stranges. In einer Entfernung von $^1/_2$ cm war die Kaverne halbmondförmig perforiert. Die Perforationsstelle näherte sich nirgends dem zentral gelegenen Bürzel.

Epikrise: Auch in diesem Falle war die Kavernenperforation nicht direkt an der Kaustikstelle selbst aufgetreten, sondern $^1/_2$ cm von dieser entfernt.

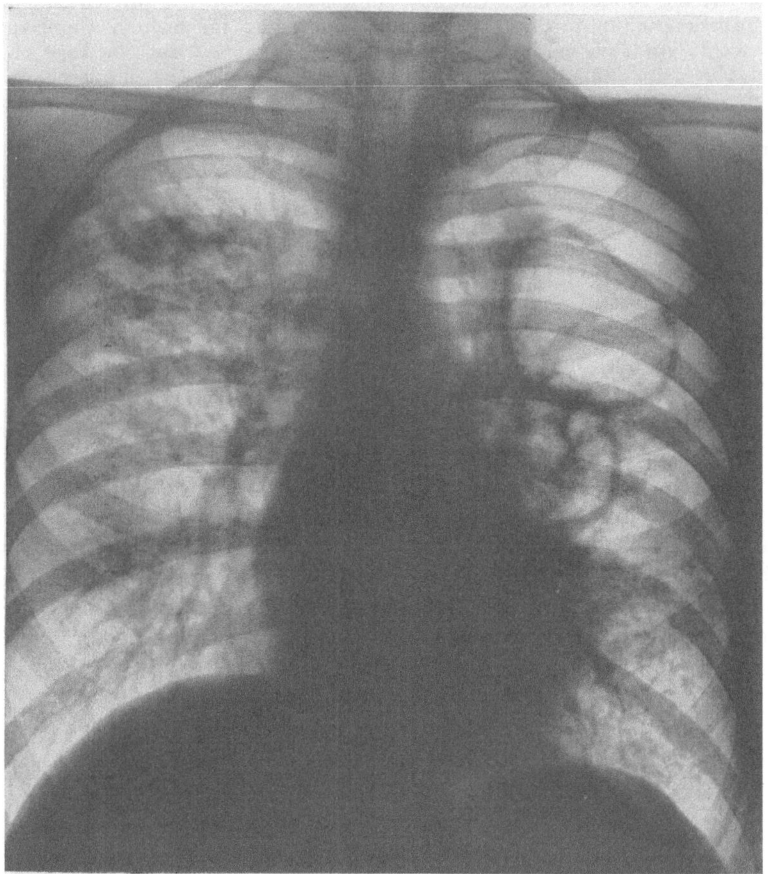

Abb. 53. Vor der Strangdurchbrennung.

Bei dem klinischen Verlauf und dem oben wiedergegebenen Obduktionsbefund kann eine direkt ursächliche Verbindung zwischen Strangdurchbrennung und Perforation nicht mit Sicherheit angenommen werden.

Fall 2. Bei dem 29 Jahre alten Manne wurde wegen einer produktiven und exsudativen Tuberkulose des linken Oberlappens und im rechten Oberlappen, großer Kaverne links, kleiner Kaverne rechts ein linksseitiger, später auch ein rechtsseitiger Pneumothorax angelegt. Durch Kaustik wurde links 3 Monate nach der Pneumothoraxanlage ein 1—2 cm langer und 2—3 cm breiter fibröser Strang durchtrennt, der an der Hinterwand des Brustkorbes ansetzte. Das Röntgenbild vor der Strangdurchbrennung ist in Abb. 53 wiedergegeben. Bei der Kaustik trat eine kleine Blutung auf. Die postoperative Fieberwelle war am 10. Tage nach der Operation völlig abgeklungen. Am 17. Tage trat plötzlich hohes Fieber und Dyspnoe auf. Die Fieberwelle klang im Laufe von 14 Tagen ab. Eine Pleurapunktion ergab einen tuberkelbacillenhaltigen Eiter. $2^1/_2$ Monate nach der Strangdurchbrennung, also 2 Monate nach der ersten Fieberzacke, trat erneut Fieber auf und jetzt bestanden die Erscheinungen eines Spontanpneumothorax. Wenige Tage später hustete der Kranke sein Empyem aus.

Epikrise: In diesem Falle ist ein ursächlicher Zusammenhang zwischen der Operation und der Lungenperforation ebenfalls nicht mit Sicherheit gegeben.

Fall 3. Bei der 23 Jahre alten Kranken, bei welcher wegen einer produktiven und exsudativen Tuberkulose im rechten Oberlappen und gering im rechten Unterlappen mit Kaverne rechts ein Pneumothorax angelegt worden war, trat am 30. Tage nach einer Strangdurchbrennung, die mit guten Erfolg und ohne Komplikationen ausgeführt worden war, unter akuter Fiebersteigerung eine Lungenperforation auf, welcher die Kranke in wenigen Wochen erlag. Die *Sektion* ergab weit von der Brennstelle entfernt gelegen, den Durchbruch eines subpleural gelegenen Käseherdes.

Epikrise: In diesem Falle ist ein Zusammenhang zwischen Operation und Lungenperforation nicht vorhanden.

Die vier hier von uns wiedergegebenen Fälle zeigen, wie schwer es ist, die Komplikation der Lungenperforation nach Strangdurchbrennung eindeutig zu bewerten. Wir sind weit davon entfernt, eine Beziehung zwischen Strangdurchbrennung und Lungenperforation in den vorliegenden Fällen völlig von der Hand zu weisen, möchten jedoch davor warnen, jede Lungenperforation nach Strangdurchbrennung als deren unbedingte Folge anzusehen.

Die Mortalität nach Strangdurchbrennung ist so nicht mit Sicherheit anzugeben. Wir haben im direkten Anschluß an die Kaustik nur 2 Kranke verloren. Die Krankengeschichte des 1. Falles ist weiter oben (S. 85) angegeben, der 2. Kranke starb am 4. Tage nach der Operation unter den Erscheinungen der Hirnembolie. Die Sektion wurde leider verweigert, so daß nicht mit Sicherheit angegeben werden kann, was die Todesursache war. Da wir sonst keinen Kranken im direkten Anschluß an die Thorakokaustik verloren haben, und die Verhältnisse bei dem weiter oben angeführten Falle 1 nicht klar liegen, können wir die Mortalität mit 0,7% angeben.

Druck der Universitätsdruckerei H. Stürtz A.G., Würzburg.